La técnica Clark para el Tratamiento del Cáncer

AYAX Y LOTO PERRELLA

LA TÉCNICA CLARK PARA EL TRATAMIENTO DEL CÁNCER

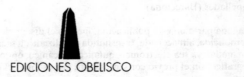

EDICIONES OBELISCO

Si este libro le ha interesado y desea que le mantengamos informado de nuestras publicaciones, escríbanos indicándonos qué temas son de su interés (Astrología, Autoayuda, Ciencias Ocultas, Artes Marciales, Naturismo, Espiritualidad, Tradición) y gustosamente le complaceremos. También puede visitar nuestro catálogo de libros en Internet:

http: //www.ediciones obelisco.com

Los editores no han comprobado la eficacia ni el resultado de las recetas, productos, fórmulas, técnicas, ejercicios o similares contenidos en este libro. No asumen, por lo tanto, responsabilidad alguna en cuanto a su utilización ni realizan asesoramiento al respecto.

Colección Obelisco Salud
LA TÉCNICA CLARK PARA EL TRATAMIENTO DEL CÁNCER
Ayax y Loto Perrella

1ª edición: diciembre de 2001

Diseño portada: Nathaniel Bujalance
© Ayax y Loto Perrella (Reservados todos los derechos)
© 2001 by Ediciones Obelisco, S.L.
(Reservados todos los derechos para la presente edición)

Edita: Ediciones Obelisco S.L.
Pere IV, 78 (Edif. Pedro IV) 4ª planta 5ª puerta
08005 Barcelona - España Tel. (93) 309 85 25
Fax (93) 309 85 23

Castillo, 540, Tel. y Fax. 541-14-771 43 82
1414 Buenos Aires (Argentina)

E-mail: obelisco@airtel.net

Depósito Legal: B-45.347-2001
ISBN: 84-7720-873-5

Printed in Spain

Impreso en España en los talleres gráficos de Romanyà/Valls S.A. de Capellades (Barcelona)

NOTA BIOGRÁFICA

LOTO PERRELLA es licenciada en Ciencias Diplomáticas por la Universidad Autónoma de la ciudad de México, intérprete y traductora de inglés, italiano, francés y alemán para organismos oficiales de la UE y de la ONU, naturópata autodidacta y amiga personal de la Dra. Hulda R. Clark, con la cual ha colaborado en su clínica de Tijuana, México, aprendiendo a fondo el sistema Clark de curación del cáncer.

Ella misma enferma de cáncer hace algunos años, ha podido sobreponerse después de entender la enfermedad y de una intervención quirúrgica que habría podido evitar. Por esto ahora, después de conocer el sistema Clark, desea difundirlo en lengua española para que, siguiendo los deseos de la doctora amiga suya, todos en España y Latinoamérica tengan un rayo de esperanza en la curación de esta enfermedad.

AYAX PERRELLA, oficial de la Marina Militar y Mercante en Italia, empresario en Méjico por más de 25 años, donde al mismo tiempo colaboró con el diario «El Siglo» en asuntos de Salud Ambiental y Humana, naturópata por la escuela de estudios naturistas CENAC de Barcelona y terapeuta en diferentes especialidades. Intérprete y traductor de italiano, francés e inglés.

Lucha con todas sus fuerzas para divulgar y hacer del conocimiento público todo lo que habitualmente los grupos de poder quieren ocultar y finalmente ocultan.

En el momento actual tiene en preparación otras dos obras de contenido similar.

INTRODUCCIÓN

El cáncer es una enfermedad muy antigua, pero en los últimos cien años su desarrollo ha sido tan importante que ha alcanzado el nivel de pandemia en los países del llamado primer mundo.

La magnitud del problema ha llevado a la clase médico-científica a volcarse con todos los medios humanos y económicos en la lucha contra esta enfermedad que, de momento, parece invencible por los medios de la medicina convencional, si bien la cirugía a veces obtiene resultados positivos aunque parciales.

Desde que el cáncer existe el ser humano ha intentado encontrar remedios que le permitan curar a las personas afectadas por la enfermedad, y de esta forma han ido surgiendo sistemas naturales que sirven para «curar» el cáncer.

Existen muchos sistemas naturales diferentes para curar la enfermedad del siglo, y en casi todos los casos los creadores de los mismos afirman que, si se siguen estrictamente las indicaciones, la curación es segura.

En nuestro trabajo de investigación hemos analizado muchos textos que estudian y analizan una enfermedad, para la cual no hay todavía ninguna explicación segura, o, lo que es lo mismo, para la cual hay muchas explicaciones diferentes.

En este trabajo de investigación y divulgación nuestras opiniones personales y críticas serán esporádicas o marginales, como las haría cualquier lector que tenga la oportunidad de comparar información de carácter médico, como la hemos tenido nosotros.

No queremos, ni mucho menos, enfrentar la medicina alopática o convencional con otras medicinas, llámense medicina tradicional china, medicina ayurvédica, homeopatía, naturopatía, etc., pues estamos convencidos de que sólo hay una medicina «buena», y ésta es la que le permite o le enseña al enfermo cómo curarse. Todo lo demás no sirve.

Y decimos «le permite o le enseña» porque, contrariamente a cuanto se cree normalmente, ninguna medicina ni ningún médico, de ningún tipo, cura a los enfermos, sino que es el enfermo mismo el que, siguiendo los sabios consejos del médico, se curará más o menos rápidamente, dependiendo de su voluntad de recuperar la salud y de los conocimientos del médico.

Si el enfermo no quiere curarse realmente, desde lo más profundo de su ser, posiblemente el médico logre disfrazar los síntomas termporalmente y el enfermo crea que está curado, pero la enfermedad permanecerá latente, lista a manifestarse nuevamente a la primera oportunidad y de la manera que las circunstancias lo permitan.

De esta manera a la relación enfermo-médico se le da un vuelco importante, repartiendo la responsabilidad de la curación entre el uno y el otro: el médico tiene la responsabilidad de conocer a fondo las manifestaciones de las enfermedades, los sistemas de tratamiento y los remedios o fármacos adecuados para cada manifestación, y el enfermo tiene la responsabilidad de elegir si realmente se quiere curar o no, y en caso afirmativo de seguir los pasos que le indique el médico (del tipo que haya escogido) con la voluntad y perseverancia necesarias para alcanzar el objetivo.

Pensamos que ya es hora de que el enfermo deje de descargar sobre el médico toda la responsabilidad de su curación y que asuma su parte, porque, como ya hemos dicho, jamás ningún médico curará a ningún enfermo. Ningún médico tiene una varita mágica para hacerlo.

Ya es hora de que se dé este cambio radical en el concepto de la curación de los enfermos, y en la medida en que esto suceda observaremos finalmente un cambio dramático en la salud global de la humanidad.

Desgraciadamente, la mayor parte de los enfermos acuden a la medicina natural cuando ya han sido desahuciados por la medicina convencional, cuando los médicos les han dicho, a ellos o a sus familiares, que sólo les quedan unos meses de vida.

En estas condiciones la curación, o la simple mejora, o el morir serenamente en lugar de hacerlo entre atroces dolores físicos y psíquicos, tiene mucho mérito. ¿Qué hubiera pasado, nos preguntamos, si estos enfermos hubieran acudido desde el principio a la medicina natural?

En este libro hemos querido dar un repaso a la situación actual de las medicinas naturales o alternativas con respecto al tratamiento del cáncer y de otras enfermedades degenerativas.

Mientras nos documentábamos para hacer esta recopilación, nos hemos dado cuenta de que existen muchísimas terapias para el tratamiento de estas patologías, muchas más de lo que se piensa, y de que todas, en circunstancias determinadas, están en condiciones de conseguir la curación.

Esto nos ha hecho reflexionar, y hemos llegado a la conclusión de que estas enfermedades no son tan monolíticas como se nos había hecho creer, que hay resquicios por donde la ciencia médica, o el arte de la curación, pueden penetrar y vencer al mal, y que, si bien es justo que el enfermo sepa cuál es su situación, no es justo ni ético asustarle para que tome decisiones insuficientemente ponderadas bajo el impulso del miedo o de las amenazas del médico, decisiones que le llevarán a un quirófano, o a aceptar una quimio o una radioterapia, que quizá sean más perjudiciales que la enfermedad misma.

Este trabajo pretende exponer muchos de los sistemas naturales que se conocen actualmente, aunque la parte más importante está dedicada a la técnica de la Dra. Hulda R. Clark, por parecernos más científica, más factible, y la que en este momento tiene más aplicación, sobre todo en Estados Unidos, Canadá y México.

La Dra. Clark ha escrito varios libros explicando su terapia y el modo como llegó a hacer sus descubrimientos, cómo creó sus aparatos de diagnóstico y tratamiento, y de qué manera trata sus pacientes en su clínica de Tijuana.

También hemos de añadir que la Dra. Clark es la única que promete la curación si el paciente sigue su tratamiento correctamente, en un plazo breve. Pero no vamos a alargarnos aquí sobre este tema, porque a ella está dedicada la segunda parte del libro.

PRIMERA PARTE

CAPÍTULO I

Consideraciones generales

Antes de pasar a ocuparnos de la terapia de la Dra. Hulda R. Clark, vamos a hacer una recopilación de otras terapias que se vienen aplicando en América del Norte desde hace más o menos años. No pensamos que sean todas la terapias existentes, pero sí una buena parte de ellas, y servirán para dar una idea de lo fértil que es el terreno de la medicina alternativa en la búsqueda y estudio de nuevos modos de evitar y/o atajar la enfermedad.

Es evidente que lo ideal sería *evitar*, pero no siempre es posible y no siempre depende de nosotros. Lenta e inexorablemente estamos siendo envenenados de distintas maneras y con el consentimiento tácito de las autoridades, que son las únicas que tienen los medios para impedirlo. Nos envenenan con los pesticidas y los fertilizantes que se utilizan en agricultura, que se convierten en agentes cancerígenos en los alimentos, en el agua, en el aire; nos envenenan con el humo del tabaco, que nos tragamos aunque no fumemos, con los antibióticos que se recetan a mansalva aunque no sean necesarios, con la radiación electromagnética de las líneas de alta tensión, con los alimentos irradiados, con los alimentos producidos por ingeniería genética, con las terapias hormonales, con la radiación nuclear, nos envenenan con los remedios convencionales que contienen elementos innecesarios, con los empastes dentales de mercurio (perdón, de *amalgama*, los dentistas se molestan si se dice mercurio), con los rayos X, mientras que las deficiencias alimentarias, consecuencia de una mala agricultura y elaboración de alimentos, los parásitos, las emociones, el estrés, etc. nos debilitan y no permiten que nuestros organismos se defiendan de las agresiones exteriores.

Y cuando nos enfermamos y el cáncer se manifiesta, siguen envenenándonos con la radioterapia y la quimioterapia, utilizadas también alegremente y sin dejarle casi opción al enfermo de decidir por sí mismo, ya que se le amedrenta y coacciona para que acepte los tratamientos sin rechistar.

¿Por qué la medicina convencional no acepta las terapias alternativas? No existe un solo motivo, sino que son varias las causas del rechazo. En primer lugar, muy pocos médicos aprenden en la universidad la importancia de una alimentación correcta, y hasta hace muy poco tiempo ninguna facultad de medicina se planteaba siquiera la posibilidad de utilizar sistemas alternativos de tratamiento.

Por otra parte no hemos de ignorar la posibilidad de que quizá su médico de cabecera no desee que usted se entere de la existencia de otras alternativas. Hay muchos intereses económicos implicados en todo esto, y el interés por la salud de la población quizá no sea el más importante. Pero los laboratorios farmacéuticos, las asociaciones de médicos, las compañías de seguros, ciertos organismos gubernamentales, pueden, por razones diversas e incluso aparentemente contradictorias, estar interesados en que las medicinas alternativas no lleguen al gran público, sino que se

14

mantengan en una zona crepuscular entre la legalidad y la no-legalidad, entre la seriedad y la charlatanería, entre la efectividad y la inutilidad.

Los tratamientos alternativos del cáncer son una amenaza directa para estos intereses, y también son una amenaza al sistema establecido. Tal como está la medicina oficial hoy en día, los tratamientos alternativos ponen en tela de juicio la actuación de miles de médicos, hospitales, facultades de medicina, etc., por ocultar a la población unos métodos que no son agresivos, que no son caros, que son efectivos, como lo han demostrado en miles de ocasiones, cuando enfermos desahuciados por la medicina oficial han vivido todavía muchos años, con una calidad de vida incomparable con la que ofrecen las terapias convencionales, o incluso se han curado.

Si nos hemos decidido a escribir este libro, esta recopilación exhaustiva de todo lo que se está haciendo fuera de aquí para la cura del cáncer y de otras enfermedades, es porque nos ha parecido justo poner al alcance del mayor número posible de personas unos conocimientos que, de momento, están limitados a los que leen el inglés y viajan y están al corriente de todo lo que se está haciendo en el mundo en este sentido. Quien tiene la información tiene el poder, y el que no la tiene está vendido, atado de pies y manos, y a merced de los poderosos.

Está claro que también en Europa hay muchas terapias alternativas para el tratamiento del cáncer, pero Europa está aquí mismo y es más fácil informarse y acercarse a una clínica europea o a un médico o terapeuta que aplique técnicas no convencionales, por el simple hecho de que, echando a andar tarde o temprano llegaríamos, mientras que para ir a Estados Unidos tenemos que subirnos a un avión y posiblemente saber de antemano dónde queremos llegar, porque el dólar está muy caro y no podemos llegar a Nueva York, o Los Ángeles, o Washington, o donde sea, sin saber exactamente lo que buscamos. Porque, no lo olvidemos, también en Estados Unidos, en algunos estados, la medicina alternativa está perseguida o mal vista, y al igual que aquí los intereses económicos contrarios son muy fuertes. No pensemos que en el país de la libertad (¿de la libertad?) todo es fácil e idílico y posible: no lo es, porque el dinero manda allí como aquí, y los intereses políticos, económicos y de poder son tanto o más fuertes que aquí.

Así pues, tal como lo anunciábamos en la introducción, hablaremos primero de las distintas técnicas y terapias que se utilizan en América del Norte. Indicaremos el nombre y lugar de actuación de los médicos, naturópatas y terapeutas, además de describir el tipo de terapia que aplican, y al final del libro daremos direcciones para quien las necesite.

CAPÍTULO II

La medicina alternativa en América del Norte:* médicos contra el cáncer

LA TERAPIA DEL DR. ROBERT C. ATKINS

El Dr. Robert C. Atkins se graduó en la Facultad de Medicina de la Universidad de Cornell, especializándose luego en cardiología. Forma parte de distintas asociaciones médicas, ha ganado numerosos reconocimientos en el campo de las medicinas alternativas, y se ocupa de medicina y nutrición y terapias complementarias desde el año 1959. Tiene su centro de atención a los pacientes en la ciudad de Nueva York, participa en varios programas de radio sobre el mantenimiento de la salud y ha escrito varios libros, además de publicar un boletín mensual sobre salud.

Según el Dr. Atkins, «el cáncer es una enfermedad crónica controlable. Los médicos alternativos se preo-

---

* Toda la información contenida en esta primera parte del libro está entresacada de *Definitive Guide to Cancer*, de W. John Diamond et al., Future Medicine Publishing, Inc., cuya lectura recomendamos.

cupan no sólo de atacar el cáncer, sino también de fortalecer el cuerpo para que pueda luchar contra la enfermedad...», y esto lo consigue suministrándole al cuerpo sustancias que, además de destruir el cáncer, mantienen el estado nutricional e inmunológico del cuerpo en buenas condiciones.

Según él, la ineficacia de la batalla librada por la medicina oficial contra el cáncer se basa en el hecho de que ésta se concentra únicamente en destruir el cáncer, sin preocuparse de ayudar al cuerpo a mantenerse fuerte para que pueda librar su propia lucha contra la enfermedad. El Dr. Atkins ha estudiado cantidad de casos en los que los pacientes empeoraban progresivamente. Los médicos y terapeutas alternativos no sólo se preocupan de atacar la enfermedad, sino que le dan al organismo los medios para luchar por su propia supervivencia.

El Dr. Atkins ha estudiado un gran número de terapias alternativas para la cura del cáncer, y ha llegado a la conclusión de que éstas son tan poderosas como las terapias convencionales, sin tener los efectos secundarios perjudiciales de la radioterapia y quimioterapia, ya que suministran a los pacientes las sustancias necesarias para favorecer el crecimiento de células y tejidos sanos, que son los que en última instancia llevarán a cabo la batalla real y victoriosa contra la enfermedad.

En su terapia es de importancia capital la dieta, de la cual están excluídos los azúcares, la carne roja, el café, el alcohol, el tabaco, mientras que se insiste en el consumo de alimentos de cultivo orgánico, no procesados, poco cocidos, que suministrarán las proteínas y los ácidos grasos esenciales necesarios, además de proveer los principios curativos de las hortalizas y frutas frescas.

En cuanto al tratamiento propiamente dicho en alternativa a la quimioterapia, el Dr. Atkins utiliza una combinación de Ukrain,[1] 714X,[2] Iscador,[3] Carnivora,[4] cartílago de tiburón, laetrile,[5] y sustancias oxigenadoras: germanio, DC4 (dióxido de cloro), glyoxilide de Koch,[6] la posología de todo ello siendo particular para cada paciente. Todo esto apoyado además por el suministro de productos fitoterapéuticos, tales como la hierbas de Hoxsey,[7] el Essiac,[8]

---

1. Este remedio es un extracto de la planta *Chelidonium majus* combinado con el ácido tiofosfórico, uno de los elementos originales de la quimioterapia. Aparentemente la combinación de este ácido con los extractos de la planta neutraliza los efectos tóxicos del mismo.

2. Este compuesto fue descubierto por el biólogo canadiense Gaston Naessens, y está compuesto de alcanfor y sales orgánicas.

3. El Iscador es un derivado del muérdago, una planta que ha sido usada por los médicos europeos desde los años '20. Fue estudiado y creado por Rudolf Steiner, el científico austríaco fundador de la medicina antroposófica, y se ha demostrado útil para controlar y encoger los tumores, además de estimular el sistema inmunitario.

4. La Carnivora es un extracto de la planta *Dionea muscipula*, y fue introducida en las terapias contra el cáncer por el Dr. Helmut Keller, oncólogo alemán. Se considera que inhibe la actividad metabólica de las células cancerosas.

5. El laetrile, extraido de los huesos de albaricoque y de otras frutas, parece que era ya utilizado hace unos 3500 años por los chinos para el tratamiento de tumores. Fue el bioquímico Ernest Krebs, Jr., el que por primera vez identificó el laetrile como sustancia anticancerosa.

6. El Glyoxilide fue introducido en la terapia anticancerosa por el químico y médico norteamericano William F. Koch, que llegó a la conclusión de que el desarrollo de las células cancerosas se debía a los bajos niveles de oxígeno en la sangre.

7. Es esta una formulación de distintas hierbas creada ya en el siglo XIX en Estados Unidos por un criador de caballos, después de observar cómo un caballo que tenía cáncer y había sido dejado libre para que muriera tranquilamente, finalmente se curó comiendo unas hierbas que le dictó su instinto. Este remedio pasó de generación en generación hasta nuestros días, en que el remedio ha sido estudiado y preparado para uso con humanos donde ha dado muy buenos resultados. En la actualidad, un descendiente del primer Hoxsey que observó los efectos de esta combinación de hierbas, tiene una clínica

la uña de gato, el ginseng siberiano, extractos tisulares y enzimas pancreáticos, y como antioxidantes el beta-caroteno, las vitaminas C y E, el selenio, la L-cysteína, la N-acetyl-cysteína, el glutatione, la L-arginina, el coenzima Q10, y bioflavonoides. La posología para los distintos productos es estudiada en cada momento según el paciente, su estado y sus necesidades.

La mayor parte de los preparados son suministrados por vía intravenosa, para poder dar dosis elevadas de los mismos y para evitar que sean destruidos durante la digestión.

Además el Dr. Atkins aconseja a sus pacientes que participen en terapias de grupo y en sesiones de psicoterapia con psicoterapeutas especialmente preparados en el asesoramiento de personas a las que la medicina oficial ha comunicado una sentencia de muerte.

Este programa tan completo crea las condiciones favorables para que se destruyan las células cancerosas, al tiempo que se le dan al organismo los elementos necesarios para favorecer el crecimiento de células sanas.

En la mayoría de los casos el Dr. Atkins sugiere a

---

en Tijuana, Baja California, donde sigue tratando el cáncer con una terapia propia donde esta combinación de hierbas tiene un lugar destacado. Las hierbas utilizadas son: *Trifolium pratense, Rhamnus purshianus, Arctium lappa, Stillingia sylvatica, Berberis vulgaris, Larrea tridentata, Glycyrrhiza glabra, Picramnia antidesma y Zanthoxylum americanum.*

8. Este remedio fue introducido en el mundo occidental por una enfermera canadiense, si bien originalmente pertenecía a la farmacopea de los chamanes Ojibwa, de Canadá. Se trata de una combinación de hierbas que han demostrado su capacidad para fortalecer el sistema inmunitario, aumentar la vitalidad de los pacientes, reducir los procesos inflamatorios, reducir los efectos secundarios indeseables de muchos remedios, además de presentar una importante actividad anticancerosa. Estas hierbas son: *Arctium lappa, Rumex acetosella, Ulmus rubra,* y el ruibarbo.

sus pacientes que aplacen la quimioterapia y los tratamientos convencionales mientras siguen su tratamiento, y sólo recurre a ellos cuando la respuesta a los tratamientos suaves no es suficientemente satisfactoria.

En su consulta hay muchas historias de pacientes que llegaron desahuciados, desanimados y derrotados, y que gracias a la lucha sobre distintos frentes emprendida por el Dr. Atkins, se curaron y siguen viviendo bien después de muchos años, con una calidad de vida que es un desafío a los augurios de los médicos convencionales.

LA TERAPIA DEL DR. KEITH I. BLOCK

El Dr. Keith I. Block se graduó en la Facultad de Medicina de la Universidad de Miami, y tiene su consulta en Chicago, Illinois, donde dirige el Cancer Institute Program del Edgewater Medical Center. Es miembro de varias asociaciones médicas y autor de varios trabajos sobre el cáncer. Da frecuentes conferencias sobre temas de medicina alternativa y complementaria, tanto a especialistas como al gran público.

Para el Dr. Block es de importancia primordial limpiar el organismo de toxinas, por medio de cambios dietéticos y de un programa de desintoxicación que abarca muchos aspectos, como la limpieza de los riñones, del hígado, los pulmones, la linfa y la piel. Considera además que la alimentación es una herramienta de primer orden en el tratamiento del cáncer.

Ocasionalmente, y según el estado del paciente, el Dr. Block opta por una combinación de medicina convencional y medicina alternativa. Inicia el tratamiento con las terapias más suaves, no-invasivas, y va incrementando progresivamente la intensidad del ataque según va viendo la reacción del enfermo, que es mantenido informado en todo momento y que es el que en definitiva escoge, sobre la base de los planteamientos que le son propuestos, la terapia que se va a utilizar. Antes de llegar a este punto, el paciente sigue un programa de educación especial entre tres y catorce días, en el que se le plantean las distintas opciones posibles, y se le enseña a seguir una dieta terapéutica equilibrada, un programa de ejercicios, y a enfrentarse de manera constructiva al estrés, además de utilizar las nuevas técnicas de biofeedback, restructuración cognitiva y la imaginación para activar el cerebro y el sistema inmunitario.

Esto les permite a los pacientes ganar confianza en sí mismos y en el futuro, y un espacio de tranquilidad para hacer la elección más apropiada que satisfaga no solo sus necesidades físicas, sino también sus necesidades emocionales, personales y sociales, por lo que el paciente está plenamente involucrado en su tratamiento y curación.

Nuevamente, el sistema del Dr. Block consiste en una alimentación natural y controlada, y en el suministro de productos fitoterapéuticos apropiados para la limpieza del hígado, del riñón, de los pulmones, de la piel y de la sangre.

En el caso de un cáncer especialmente agresivo, el Dr. Block puede aconsejar la quimioterapia o incluso una operación, pero siempre tomará todas las precauciones previas posibles para reducir al máximo los efectos perjudiciales de estas técnicas más agresivas. Es su opinión de que muchas veces los pacientes pueden morirse antes de los efectos del tratamiento que del cáncer en sí.

Desgraciadamente, y en condiciones normales, al

paciente no se le da opción de escoger o decidir ni la cantidad ni los tiempos de aplicación de la quimioterapia, y esta puede ser muy destructiva para un enfermo debilitado. El Dr. Block, cuando decide hacer recurso a ella, lo hace en dosis reducidas y por períodos de tiempo más largos, de manera que se reducen grandemente los efectos adversos y se mejoran los efectos de la terapia.

Para completar su terapia, el Dr. Block prescribe a sus pacientes ejercicios físicos suaves, tales como el yoga, la respiración controlada, el caminar, además de aconsejar un seguimiento psicoterapéutico y psicosocial, y mejorar y estimular la función inmunológica del organismo.

Ni que decir tiene que cada paciente es tratado individualmente, con un programa hecho a su medida y de acuerdo con sus necesidades, para sacar el máximo provecho de los tratamientos con el mínimo de efectos negativos.

Como a muchos otros médicos y terapeutas alternativos, también al Dr. Block los pacientes le llegan cuando la medicina oficial los ha sentenciado, cuando les quedan pocos meses de vida. A pesar de ello tiene muchas historias de casos de gente a la que sólo le quedaban «tres meses de vida», y que quince años después está viva y sana, con una vida activa y satisfactoria.

LA TERAPIA DEL DR. DOUGLAS BRODIE

El Dr. Douglas Brodie consiguió su título académico en la Facultad de Medicina de la Universidad de Michigan. Actualmente reside en Reno, Nevada, practica la medicina alopática y la homeopatía, y ha desarrollado métodos alternativos para el fortalecimiento del sistema inmunitario contra las enfermedades degenerativas. Sus tratamientos se basan sobre el principio de que es necesario seguir una dieta controlada junto con la toma de suplementos fitoterapéuticos y nutricionales para poder vencer al cáncer, ya que no es suficiente eliminar el tumor para luego vivir tranquilos.

En su opinión todos nosotros somos portadores de células cancerosas que nuestro cuerpo fabrica en números elevados (varios cientos de miles cada día) y que cuando encuentran un sistema inmunitario debilitado empiezan a multiplicarse. Por consiguiente, el primer paso consiste en reforzar el sistema inmunitario por medio de una alimentación adecuada, de suplementos dietéticos, y de substancias apropiadas para la lucha contra el cáncer que no sean tóxicas para el organismo, tales como las hormonas, los nutrientes especiales y los reforzantes del sistema inmunitario. En su opinión, la mayor parte de los enfermos de cáncer presenta carencias importantes, a veces de un solo elemento, pero con mayor frecuencia de una combinación de varios, por lo cual se les han de suministrar dosis elevadas de nutrientes para que puedan enfrentarse a su enfermedad con posibilidades de éxito.

Así pues el Dr. Brodie insiste en la necesidad de educar a los pacientes para que mejoren de manera permanente los mecanismos internos de defensa contra el cáncer, lo cual se hace con la dieta y el ejercicio, que se han de convertir en una característica más de nuestro modo de vida. Como por otra parte las estadísticas indican que las personas que siguen una dieta vegetariana presentan unos porcentajes inferiores de cáncer, aconseja a sus pacientes para que sigan una dieta prevalentemente vegetariana. El Dr. Brodie insiste también en que las personas que han sufrido de cáncer una vez en su vida, tienen que mantenerse en guardia siempre, para evitar recaídas.

A pesar de que se consumen grandes cantidades de alimentos, la mayor parte de la gente está desnutrida, o malnutrida, además de que muchos pacientes tienen problemas en la absorción de los alimentos, por lo que el Dr. Brodie es partidario de suministrar los nutrientes deficitarios por vía intravenosa, por lo menos al principio. Con esto se consigue también un ahorro de energía para el organismo, que no ha de procesar los alimentos para extraer de ellos los nutrientes.

Sin embargo el Dr. Brodie no administra sus tratamientos *en lugar de*, sino *en combinación con* las terapias convencionales, por lo menos en muchos casos, y afirma que con este sistema habitualmente se reducen los efectos tóxicos de la quimioterapia o de la radioterapia. Es decir que con su tratamiento hace más tolerables lo tratamientos convencionales, además de aumentar su efectividad.

El tratamiento del cáncer del Dr. Brodie se compone de distintos pasos, como el de los demás terapeutas, por otra parte, y prevé en primer lugar una dieta vegetariana equilibrada, con alimentos crudos y sin procesar, tales como frutas y hortalizas frescas, cereales y legumbres integrales, y la prohibición de los azúcares refinados, las carnes rojas, el café y los alimentos conservados por contener mucha química. Esta alimentación se complementa con ejercicio moderado y regular.

A esto se añadirá un programa de suplementos administrados por vía oral e intravenosa, tales como las vitaminas A, B, C, E, extractos de la glándula timo, enzimas digestivos, productos quelantes como el sesquióxido de germanio, el selenio, el zinc, el glutatione, la cisteína, el laetrile, etc., cartílago de buey, y otros, todo ello según una dosificación cuidadosamente establecida por el médico para cada paciente de manera individualizada.

Como muchos médicos y terapeutas alternativos de Estados Unidos, el Dr. Brodie basa gran parte de su tratamiento contra el cáncer en el uso en grandes dosis de vitamina C, ya que considera que tiene una capacidad demostrada de limitar la expansión de las células cancerosas y de destruirlas, tal como lo hace la quimioterapia, pero con la ventaja añadida de activar las células NK (*Natural Killer cells*, células asesinas).

A lo anterior el Dr. Brodie añade todos los principios homeopáticos necesarios, que pueden ser muchos.

Para aplicaciones más específicas y directas el Dr. Brodie utiliza terapias alternativas como el Ukrain (una combinación de extracto de *Chelidonium majus* y ácido tiofosfórico), la Carnivora (extracto de *Dionea muscipula*), los polipéptidos, el interferón, la melatonina/IL-2, y otros. Los pacientes reciben también apoyo psicológico, bajo forma de psicoterapia apropiada a cada caso individualmente, junto con técnicas de relajación profunda y la participación en grupos de apoyo.

Todo lo anterior se suministra habitualmente junto con las terapias convencionales, que, gracias a un sistema inmunitario reforzado, son más eficaces, al tiempo que se reducen los efectos tóxicos de la quimioterapia y radioterapia.

También al Dr. Brodie le llegan pacientes desahuciados por la medicina oficial, o asustados ante la perspectiva de operaciones y tratamientos incapacitantes y mutiladores, que en todo caso no garantizan la recuperación de la salud. Y también con el Dr. Brodie las personas mejoran en su capacidad de resistir a los tratamientos convencionales y finalmente estos o no son necesarios o se aplican sólo de manera muy reducida respecto a lo previsto originalmente, con un beneficio general para el paciente.

El Dr. Ernesto R. Contreras es mejicano, se graduó en la Facultad de Medicina del Ejército, en Ciudad de México. Desde 1939, fecha de su graduación, hasta la fecha el Dr. Contreras ha ejercido muchos cargos y tiene un largo historial profesional, como especialista en patología clínica, profesor de histología y patología en la Facultad de Medicina del Ejército, sub-jefe del departamento de patología del Hospital Infantil y del Hospital General del Ejército, en Ciudad de México. En 1963 el Dr. Contreras fundó el Hospital Ernesto Contreras R. (Hospital Oasis) en Tijuana, Méjico, donde hasta la fecha es director general y oncólogo jefe.

Incluimos al Dr. Contreras en esta recopilación porque muchos médicos y terapeutas alternativos estadounidenses tienen su consulta en la ciudad de Tijuana, justo al otro lado de la frontera de Estados Unidos con Méjico, y esto para evitar los problemas que les pueda acarrear la ley norteamericana por el solo hecho de dedicarse a tratar el cáncer fuera de los cauces habituales. Por esto nos ha parecido apropiado incluir también a este especialista mejicano.

Según el Dr. Contreras, la actitud positiva y la fe producen cambios químicos favorables en el organismo y mantienen alejados los elementos causantes del cáncer. Él afirma que no existen falsas esperanzas, porque la esperanza es siempre terapéutica, lo cual

27

explicaría el porqué los optimistas vivan por más tiempo.

Por el Hospital Oasis han pasado hasta la fecha unos 80.000 pacientes, a los que el Dr. Contreras ha aportado sus conocimientos y remedios, basados en mezclas de hierbas probadas clínicamente, enzimas, laetrile suministrado por vía intravenosa, cambios dietéticos, asesoramiento psicológico, y un mensaje de esperanza y optimismo, es decir unos métodos alternativos de tratamiento del cáncer de un punto de vista global. En efecto, puede decirse que el Dr. Contreras fue el primero en introducir una aproximación alternativa y plural al tratamiento del cáncer, siendo su prioridad la atención total al paciente, es decir atención al cuerpo, la mente, las emociones, el alma.

Para el Dr. Contreras es importante que el paciente sea un elemento activo en la lucha contra su propia enfermedad, participando en la elección y administración del tratamiento, y creando de esta manera una complicidad entre terapeuta y paciente, y una responsabilidad de este último para que se implique en todas las fases de su proceso de curación.

El Hospital Oasis tiene 80 camas y está dotado de todos los medios modernos para el control y seguimiento de la enfermedad, y de un laboratorio de alta tecnología para la producción de los remedios especiales que se utilizan. La permanencia media de los pacientes en el hospital está entre 2 y 3 semanas.

La terapia que se aplica en el Hospital Oasis incluye una combinación de quimioterapia en dosis muy inferiores a las suministradas convencionalmente, junto con otras substancias, tales como el laetrile por endovena, enzimas, vitaminas A y C, y otras substancias para mejorar el sistema inmunitario. La esperanza de vida de los pacientes del Dr. Contreras aumenta de manera considerable respecto a los pacientes que solo son tratados con las terapias convencionales, además del hecho importante de que su *calidad* de vida mejora mucho. El tratamiento, también en este caso, está estudiado según las condiciones objetivas del paciente y hecho a su medida para garantizar la máxima efectividad.

En el Hospital Oasis se utiliza también con éxito la terapia contra el cáncer llamada de Warburg/Cone.[9] Esta terapia está basada en la utilización de principios metabólicos para la destrucción de las células cancerosas sin dañar las células normales.

También en este caso se da importancia a la dieta, los enzimas, los suplementos dietéticos, la desintoxicación del organismo, la terapia de quelación y el asesoramiento psicoterapéutico. Dentro del programa de desintoxicación, en el Hospital Oasis, después de un reconocimiento a fondo del paciente y de unas pruebas de laboratorio, se le somete a una dieta de alimentos orgánicos, soluciones intravenosas de vitamina C, potasio y otras sustancias naturales para fortalecer el sistema inmunitario, y enemas para la limpieza profunda del intestino. Además se aplica la terapia de quelación, que consiste en una mezcla de vitaminas y minerales apropiados, además de heparina y EDTA,[10] que mejora grandemente la circulación de la sangre y por consiguiente la eliminación de las toxinas.

---

9. Esta terapia fue desarrollada por el Dr. Clarence D. Cone, que le puso el nombre de Warburg-Cone para rendir homenaje al Dr. Otto Warburg que en 1931 recibió su primer premio Nobel por sus estudios sobre el desarrollo del cáncer. Según estos, la ausencia de oxígeno es la causante de que empiecen a proliferar las células cancerosas.
10. El EDTA es un aminoácido sintético que aglutina los metales pesados y los arrastra fuera del organismo (quelación).

El Dr. W. John Diamond se graduó en 1973 en la Universidad de Johannesburg, Sud África, además de conseguir otros títulos de postgrado en la Universidad de Ciudad del Cabo, en el Albert Einstein College of Medicine de Nueva York, en la State University de Nueva York, y otros. Tiene además una preparación profunda en medicina alternativa, incluyendo acupuntura médica, homeopatía clásica y terapia neural. Asimismo tiene varios cargos, como director médico del Triad Medical Center de Reno, Nevada, asesor de medicina alternativa en el Bakersfield Family Medicine Center y otros, en California.

Según el Dr. Diamond, cada cáncer presenta una serie de síntomas que son la consecuencia lógica de varias causas, y estas causas pueden haber sido desencadenadas por distintos factores, fisiológicos, psicológicos o emocionales. Por esto es necesario tratar la persona en sus varios aspectos, no solo el cáncer, ya sea por medio de remedios homeopáticos, sistemas de desintoxicación, cambios dietéticos, suplementos nutricionales, tratamiento de la boca, y terapia neural.

El cáncer es una enfermedad crónica que, en general, se desarrolla a lo largo de muchos años, y que abarca muchos aspectos, tales como debilidades físicas heredadas, problemas durante el embarazo materno, deficiencias dietéticas y ambientales, y el proceso de formación de la personalidad, aspectos que al juntarse en una sola persona finalmente pueden conducir a desarrollar la enfermedad, por esto es importante averiguar, en conversaciones con el paciente, las implicaciones personales y espirituales.

Así pues, lo primero que el médico tiene que descubrir es el significado de la enfermedad para ese paciente en concreto, como él la ve, si la ve como un castigo por una vida de «pecado», como un desafío para cambiar sus planteamientos vitales, como un monstruo listo a devorarlo, como una lección que le ha de enseñar algo sobre su vida, etc. Por absurdo que pueda parecer, también es importante descubrir si el paciente desea realmente curarse.

El Dr. Diamond no trata tanto el cáncer como el paciente, y esta es la diferencia esencial entre el planteamiento de la medicina convencional, que intenta destruir el tumor, y el de la medicina alternativa, que busca de facilitar al paciente los medios para librarse del tumor, devolviéndole las fuerzas y el espíritu de lucha para enfrentarse a las tensiones y los desafíos de la vida diaria.

Los planteamientos del Dr. Diamond incluyen una dieta controlada basada en productos equilibrados y fácilmente asimilables muy energéticos, con un bajo contenido en grasas y mucha fibra, y evitando en lo posible las carnes rojas, aunque éstas, si están libres de hormonas, están permitidas para los individuos del grupo sanguíneo 0.

En su terapia se incluyen los remedios homeopáticos simples o complejos, la exploración electrodérmica,[11] la fitoterapia china, la terapia neural,[12] y la lim-

_____

11. La exploración electrodérmica es un sistema de diagnóstico por el cual el terapeuta puede, por medio de un puntero conectado a un aparato de biomediciones con el cual hace toques en los puntos de acupuntura, determinar el estado de conductividad de la corriente y por consiguiente saber cómo funciona cada órgano, si existe una patología o si es posible que exista en un futuro más o menos próximo.
12. Es el sistema por el cual se eliminan los campos de interferencia, o focos de infección y bloqueo, localizados en los ganglios, en la boca donde ha habido extracciones, en cicatrices, y en varios órganos, que impiden el libre fluir de la energía en el sistema nervioso, autónomo.

pieza de la boca de amalgamas y otros residuos tóxicos de tratamientos dentales anteriores. A esto hay que añadir la administración de suplementos apropiados para fortalecer el organismo.

El Dr. Diamond sostiene que la homeopatía es muy efectiva en el tratamiento del cáncer, ya que está especialmente indicada para las enfermedades crónicas que no responden a otros tratamientos, además de ser barata y libre de efectos secundarios. Si se combina con otros métodos no tóxicos es capaz de invertir el curso de la enfermedad. En muchos casos además produce un alivio de los síntomas, disminuye el dolor y las náuseas, y aumenta los niveles de energía.

LA TERAPIA DEL DR. PATRICK DONOVAN, NATURÓPATA

El Dr. Patrick Donovan se graduó en naturopatía en 1985, y lleva a cabo su actividad en Seattle, Washington, en la University Health Clinic y en la King County Alternative Medicine Clinic de Kent, Washington, la primera clínica de medicina integral de Estados Unidos financiada por el gobierno.

Para el Dr. Donovan, en el tratamiento del cáncer es tan importante el crecimiento personal del paciente como un programa adecuado de suplementos dietéticos, y su primera aproximación a la enfermedad consiste en establecer un esquema psicológico de los pacientes, para que cada uno descubra quién es y por qué ha desarrollado la enfermedad, ya que la enfermedad es un proceso de transformación personal, un movimiento dinámico del ser.

Según el Dr. Donovan «el caos está implícito en el proceso de cambio, y pasar de un nivel de orden a otro, es decir cambiar, implica pasar por una fase de caos. En este caso la experiencia del cáncer es el proceso de cambio. Los enfermos de cáncer han de aprender a tener paciencia y a ocuparse sencillamente de sus propias necesidades, incluyendo las prioridades del tratamiento, de una manera centrada pero relajada. Cuando se acepta este elemento caótico como parte del propio proceso de crecimiento y se le permite realizarse, se está dando un paso importante hacia la sanación.»

Por esta razón el planteamiento del Dr. Donovan está dirigido al cuerpo y a la mente del paciente, ya que ciertos aspectos de la personalidad o estilos de conducta pueden hacer las personas susceptibles a unos niveles de estrés que pueden llevar al cáncer. La ansiedad, el dolor, la soledad o el aislamiento pueden deprimir la función inmunológica, aumentando así la susceptibilidad al cáncer. El miedo es la toxina primaria de la cual surgen todas las demás emociones tóxicas, tales como la ansiedad, la hostilidad, el resentimiento, la intolerancia, el egoísmo.

Para iniciar el camino de retorno desde la enfermedad y conseguir una salud óptima, el Dr. Donovan resalta dos factores importantes que han de formar parte del tratamiento, que son en primer lugar evitar, limitar o eliminar los obstáculos al crecimiento y expresión personales. Estos obstáculos pueden ser de muchos tipos: genéticos/metabólicos, incapacidades funcionales o estructurales, ideas y actitudes negativas o destructivas, alergias, deficiencias nutricionales, sobrealimentación, venenos ambientales, agentes infecciosos, el fumar, una higiene deficiente, la falta de sueño, relaciones frustrantes.

En segundo lugar, seguir una alimentación apropiada y alcanzar el equilibrio en todos los niveles, es decir tomar alimentos completos saludables, hacer el ejercicio adecuado, descansar y dormir suficientemente, relajarse, tener buenos hábitos higiénicos, respirar correctamente, manifestar sus emociones y sentimientos, iniciar proyectos creativos, practicar la meditación, la visualización y la oración según sus propias creencias.

«Lo importante, dice el Dr. Donovan, es transformar las emociones y pensamientos negativos, porque son extremadamente tóxicos para el sistema inmunitario.»

Por esta razón en el modelo de tratamiento del cáncer, el Dr. Donovan pone en un lugar preeminente los aspectos psicológicos del tratamiento, que complementa con fitoterapia y suplementos alimenticios, recetando complejos multivitamínicos y minerales, hongos medicinales, como el maitake, el reishi y el shiitake,[13] y la fórmula fitoterapéutica de Hoxsey (ver la Nota 6).

A nivel psicológico, es importante convencer al paciente de que es necesario aceptar la responsabilidad de su propia curación a través de un mayor conocimiento de sí mismo. El restablecer la verdadera identidad del paciente es el primer paso para la curación.

Como muchos otros médicos naturistas y terapeutas alternativos, también el Dr. Donovan se queja de que la mayor parte de los pacientes lleguen a él cuan-

---

13. El extracto del hongo *maitake,* junto con extractos de *shiitake* y *reishi,* fueron utilizados en primer lugar en Japón, donde se experimentó con animales a los que se les habían inoculado distintos tipos de cáncer, y se demostró que cada uno de ellos tiene la capacidad de aumentar la actividad antitumoral de las células NK (*natural killer cells*, células asesinas), aunque el *maitake* fue el que dio una respuesta más enérgica y más constante. El *maitake* además aumenta la producción de interleukina-1, una proteina que ayuda en la defensa contra el cáncer y las infecciones víricas.

do ya han sido sometidos a sesiones agotadoras de tratamientos convencionales, por lo que el estado de las defensas del paciente, en muchos casos, ya no tiene arreglo. Si el paciente acude a él antes de someterse a las sesiones de quimioterapia o radioterapia, entonces el tratamiento y la preparación a la que le somete el Dr. Donovan fortalecen de tal manera el organismo que el daño producido por las terapias es mucho menor y los efectos de las mismas son mucho más beneficiosos.

LA TERAPIA DEL DR. STEPHEN B. EDELSON

El Dr. Stephen B. Edelson se graduó en la Facultad de Medicina de la Tulane University de New Orleans, Louisiana. Es miembro de un gran número de asociaciones médicas de varios estados de la Unión, sus artículos son publicados en varios boletines médicos, ha tenido un programa de radio sobre medicina avanzada en Atlanta, Georgia, y es especialista en medicina ambiental (asesor y profesor visitante en el Instituto Médico Estatal de Almaty, Kazakhstan), sistemas de quelación, y miembro de la comisión consultiva de la organización CAN (Cure Autism Now) para el estudio y tratamiento del autismo.

Su postura ante el cáncer es que es necesario desintoxicar el organismo, además de proporcionarle al paciente los nutrientes necesarios y suficientes para fortalecer su sistema inmunitario, junto con la aplicación de terapias alternativas.

En su opinión, el uso de las terapias duras, como la quimio y la radioterapia, junto con los demás tratamientos convencionales, son la base que permitirá que el cáncer vuelva a presentarse una y otra vez, a causa de sus efectos inmuno-supresores y perjudiciales para el ADN.

En sus planteamientos reciben atención especial la nutrición preventiva y varias estrategias no-tóxicas, lo que él llama «oncología ambiental», es decir el tratamiento del cáncer basado sobre el estado general del paciente (mente, cuerpo, bioquímica), siempre en relación con el mundo externo en el que le toca vivir. Este planteamiento entra dentro de la medicina ambiental, en la que se estudia la relación del paciente con el mundo que le rodea, cómo elimina las toxinas, y cómo trabaja su organismo para mantener la salud, y para ello es importante establecer de qué manera los factores ambientales dañan los patrones genéticos del paciente creando el terreno apropiado para el desarrollo de la enfermedad. Según nos explica, en Estados Unidos el cáncer de mama a principios del siglo XX se presentaba en una de cada 50 mujeres, en 1995 lo encontramos en una de cada 8 mujeres. Nuestros patrones genéticos no han cambiado de manera sustancial en este tiempo, lo que ha cambiado realmente es el medio ambiente que, gracias a su toxicidad, activa los oncogenes, que dañan el ADN y estimulan el crecimiento descontrolado de las células.

Según el Dr. Edelson, en primer lugar se han de eliminar los factores potencialmente productores de estrés que contribuyen a desencadenar la enfermedad o que interfieren con el proceso curativo. Entre estos factores tenemos los contaminantes químicos, los metales pesados, las infecciones ocultas o latentes, desequilibrios alimenticios, problemas emocionales y espirituales, exceso de peso, traumas, errores posturales.

Para eliminar estos factores se realiza una limpieza de hígado, sauna, quelación, y tratamientos dentales biológicos.

El segundo paso consiste en mejorar la resistencia interna del organismo por medio de una alimentación preventiva que refuerce el sistema inmunitario y mejore el funcionamiento general de las células.

Dentro del modelo general para el tratamiento del cáncer del Dr. Edelson, tenemos en primer lugar la dieta, en la que predominan los alimentos vegetales crudos y cocidos, legumbres, cereales integrales, frutos secos, algas, miso, poniendo el acento sobre las frutas y algunas verduras que deberían comerse crudas para conservar al máximo los enzimas. Recomienda evitar los productos animales, como las carnes, y la mayoría de pescados, los quesos, la mantequilla, la leche comercial, los azúcares, el pan blanco y la repostería producida con harina blanca, los alimentos procesados y refinados, los fritos, las margarinas y ciertos aceites comerciales.

En cuanto al tratamiento del cáncer en sí, el Dr. Edelson dispone de un arsenal muy extenso e importante, ya que en primer lugar intenta identificar los factores que afectan la integridad genética del paciente, creando las condiciones favorables para el desarrollo de la enfermedad.

Una de sus terapias, todavía en fase experimental, consiste en la irradiación de la sangre con rayos ultravioleta, para lo cual cada día se le extrae al paciente una pequeña cantidad de sangre que es sometida a la irradiación UV y nuevamente devuelta al paciente por vía intravenosa. A esto hay que añadir las vitaminas, entre ellas la vitamina C, suministrada en cantidades elevadas (hasta 150 g diarios) por vía intravenosa, el agua oxigenada también suministrada por vía intravenosa y en cantidades mínimas, de una a tres veces por semana, la melatonina, la interleukina, la Carnivora, el laetrile, el alpha-interferón, la timosina, la harina de soja o en substitución Haelan 851,[14] Tagamet, DHEA (la hormona dehydro-epiandrosterona), cartílago de tiburón, óligoelementos, y otras sustancias que, en combinación entre ellas refuerzan de manera extraordinaria el sistema inmunitario e inhiben el crecimiento de las células cancerosas.

A todo esto el Dr. Edelson añade la limpieza y desintoxicación del organismo, ya que la considera un factor esencial en la lucha contra el cáncer, desintoxicando el hígado, el intestino (con enemas de café), y dándole al organismo los medios para transformar y eliminar todos los contaminantes a los que estamos expuestos por el solo hecho de vivir.

Otro aspecto importante de esta terapia contra el cáncer consiste en mejorar la calidad de vida, filtrando el agua del grifo, haciendo ejercicio físico suave, evitando la exposición crónica a las radiaciones electromagnéticas, eliminando los empastes de mercurio (amalgama), evitando los alimentos tratados con pesticidas, fertilizantes químicos, los alimentos procesados, los suavizantes de la ropa, exposición a disolventes y pinturas, el uso de laxantes, y muchos cosméticos y perfumes.

En los casos de cáncer avanzado, en los que considera la cirugía una opción sólo parcialmente eficaz, el Dr. Edelson piensa que el cáncer puede invertir su curso con el uso de quimioterapia equilibrada con sustancias naturales para mejorar el sistema inmunitario, proteger las células sanas y desintoxicar el organismo.

---

14. El Haelan 851 es un concentrado líquido de soja, rico en cinc, selenio, las vitaminas A, B1, B2, B12, D, E y K, además de distintos aminoácidos. La soja utilizada en su preparación es cultivada en terrenos especialmente ricos en minerales y sometida a fermentación. El producto fue formulado en China, y ha demostrado su capacidad de aumentar la supervivencia de animales de laboratorio sometidos a tratamientos de quimioterapia contra el cáncer.

El Dr. James W. Forsythe se graduó en la Universidad de San Francisco, California, pero poco después empezó a interesarse por el enfoque alternativo del cáncer. Actualmente es director de dos clínicas, el Cancer Screening and Treatment Center of Nevada, para el tratamiento convencional del cáncer, y el Century Wellness Center, de medicina alternativa, ambos situados en Reno, Nevada; el segundo ofrece también fitoterapia china, acupuntura, oxígeno hiperbárico, e inmunoterapia intravenosa.

Según el Dr. Forsythe, un tratamiento efectivo del cáncer debería compaginar muchos sistemas terapéuticos distintos, desde un uso inteligente, mesurado y seguro de la quimioterapia hasta la aplicación innovadora de remedios homeopáticos, nutrientes suministrados por vía intravenosa, hierbas y medidas dietéticas, y terapia para estimular el sistema inmunitario.

Explica que las nuevas generaciones de oncólogos consideran el cáncer como un fenómeno sistémico que afecta todo el cuerpo –no como una entidad localizada y estática– que crece y se desarrolla siguiendo unas condiciones biológicas muy concretas, donde las toxinas, la mala alimentación, la falta de oxígeno son factores favorecedores del proceso de crecimiento, ya que crean el terreno propicio para el mismo.

Después de seguir durante unos años los sistemas convencionales para el tratamiento del cáncer, el Dr. Forsythe en los años '80 empezó a decantarse por las terapias alternativas para el tratamiento de esta enfermedad, después de haber observado los resultados que naturópatas y homeópatas obtenían con los métodos naturales, que conseguían remisiones prolongadas en pacientes con distintos tipos de cáncer. Esto hizo que se interesara por estudiar la importancia de la nutrición, las vitaminas, los cambios dietéticos, y, finalmente, acabara estudiando naturopatía y homeopatía.

Por eso sus planteamientos son variados, ya que puede combinar la quimioterapia, pero en dosis seguras, inferiores a las utilizadas habitualmente por los oncólogos convencionales, con los remedios homeopáticos y las terapias que estimulan el sistema inmunitario, además de utilizar un gran número de hierbas y extractos fitoterapéuticos. Si es necesaria la quimioterapia, la aplica pero de tal manera que el remedio no sea peor que la enfermedad, y que los efectos secundarios estén reducidos al mínimo, y al mismo tiempo, o inmediatamente después, le da al paciente suplementos nutricionales por vía intravenosa, y antioxidantes junto con cartílago de buey y de tiburón por vía oral. El tratamiento a seguir no se impone al paciente desde la *sabiduría* del médico, sino que se discuten los planteamientos posibles y el paciente es el que en última instancia decide cuál prefiere.

El planteamiento general del Dr. Forsythe para el tratamiento del cáncer incluye modificaciones en la dieta, que recomienda rica en fruta y verduras, y cereales integrales, y baja en grasas y proteínas animales. A esto se añade una desintoxicación del organismo, que se hará de acuerdo con las características de cada paciente y con remedios homeopáticos. Sucesivamente suministra agentes anticancerosos homeopáticos y nosodes[15] homeopáticos. De gran importancia

---

15. Un nosode homeopático es un remedio creado con un producto patológico del mismo paciente, como bacterias, gripe, infección intestinal y muchos otros, que ya no contiene ningún resto físico de la patología sino sólo su parte energética, y se utiliza como una «vacuna" para estimular el organismo a eliminar los residuos de alguna

son los suplementos dietéticos, para reforzar el sistema inmunitario, constituidos por vitaminas, oligoelementos, extractos vegetales y otros. Para llegar a este paso, hace primero un estudio en profundidad para identificar los productos químicos y víricos que han producido el debilitamiento del sistema inmunitario.

De esta manera el tratamiento prescrito está siempre ajustado a las necesidades individuales del paciente, al que se le dan las armas para luchar contra *su* enfermedad, y no contra una enfermedad teórica, antes que pasar a destruir la enfermedad, ya que el Dr. Forsythe trata en primer lugar a los enfermos, no las enfermedades.

LA TERAPIA DEL DR. ABRAM HOFFER

El Dr. Abram Hoffer se graduó en medicina en la Universidad de Toronto, Canadá. Es miembro de varias asociaciones médicas, escribe regularmente artículos en las revistas especializadas, y es autor de varios libros, entre ellos *Medicina ortomolecular para médicos; Preguntas habituales sobre la esquizofrenia; Leyes de Hoffer de nutrición natural,* además de ser coautor de varios otros libros sobre los mismos temas.

En su terapia contra el cáncer destaca el uso de dosis elevadas de vitamina C (hasta 40 gr. diarios tomados por vía oral, si el paciente lo tolera, en caso contrario en solución líquida suministrada por vena), junto con suplementos nutricionales y una dieta baja en grasas y azúcares, libre de productos lácteos, y prevalentemente vegetariana.

---

enfermedad que haya padecido, tanto hereditaria como contraida de manera autónoma.

El Dr. Hoffer está convencido de que el uso de la medicina ortomolecular,[16] libre de toxinas, es esencial para el tratamiento de las formas más agresivas o avanzadas de cáncer, ya que con esto consigue un fortalecimiento de las defensas del paciente y *completa* así las terapias convencionales, que de esta manera tienen menos efectos secundarios.

Ha tenido menos éxito con los cánceres de pulmón, hígado y ovarios, pero todos sus pacientes se han beneficiado de las altas dosis de vitaminas que él suministra, y que van aparejadas con los tratamientos convencionales, incluyendo la quimioterapia y la radioterapia. El Dr. Hoffer es, en colaboración con el Dr. Linus Pauling, que consiguió el Premio Nobel precisamente por sus estudios sobre la vitamina C, el gran defensor del uso de esta vitamina en grandes cantidades en el tratamiento del cáncer. El suministrar altas dosis de vitaminas y oligoelementos, por encima de la «dosis diaria recomendada», permite que estos nutrientes tengan un poderoso «efecto farmacológico». Estos remedios se suministran en estas cantidades elevadas temporalmente y solo hasta conseguir invertir el curso de la enfermedad, y no deben tomarse como dosis de mantenimiento.

Junto con la vitamina C, el Dr. Hoffer suministra todo un conjunto de vitaminas y suplementos dietéticos que, según los estudios realizados, pueden llegar a

---

16. El término de *medicina ortomolecular* fue introducido en 1968 por el Dr. Linus Pauling para describir el uso terapéutico de vitaminas, minerales, aminoácidos habitualmente presentes en el organismo pero que por causas de enfermedad o estrés se han ido desequilibrando en sus proporciones. En muchas patologías fisiológicas y psicológicas la normalidad puede ser restablecida de manera rápida simplemente reequilibrando los contenidos de los elementos mencionados.

invertir el curso de la enfermedad, alargar en mucho la vida de los pacientes y en todos los casos darles una calidad de vida mucho mejor.

Otra característica importante de la técnica del Dr. Hoffer es que considera de la mayor importancia que el paciente esté en todo momento al corriente de su situación y de las perspectivas de evolución de su enfermedad, con el apoyo psicológico necesario para hacer surgir en la persona el poder terapéutico de la esperanza. La esperanza, combinada con la fe y la actitud positiva, es una componente de eficacia indiscutible en el fortalecimiento del sistema inmunitario y en el conseguimiento de resultados mucho más favorables.

LA TERAPIA DE LA DRA. TORI HUDSON, NATURÓPATA

La Dra. Tori Hudson se graduó en el National College of Naturopathic Medicine de Portland, Oregon, en 1984, y desde entonces ha ejercido la medicina y la enseñanza. Es también homeópata, autora de *La ginecología y la medicina natural: un manual clínico*, además de colaborar sobre temas relacionados con la mujer en el boletín *Townsend Letter for Doctors and Patients*.

La Dra. Hudson está especializada en el tratamiento de las patologías relacionadas con la mujer, especialmente el cáncer, las displasias uterinas y el carcinoma cervical, tanto en sus fases iniciales como en estadios más avanzados, y posiblemente antes de que se manifieste.

Cada año se declaran en EE.UU. más de 60.000 casos de cáncer cervical, y cada año mueren unas 9.000 mujeres, un 15% de los casos declarados. Según la

Dra. Hudson el tratamiento por medios naturales reduciría en gran medida el número de muertes, sobre todo si se pudiera intervenir en las primeras fases de la enfermedad. La displasia cervical es considerada una lesión precancerosa y un factor de riesgo importante, aunque no necesariamente tenga que conducir al cáncer. Un tratamiento suministrado en las primeras fases cuando se diagnostica la displasia cervical podría constituir la diferencia entre vivir o morir para muchas mujeres.

Para la Dra. Hudson es importante intervenir en las primeras fases del carcinoma cervical, cuando las células cancerosas se encuentran todavía en la zona superficial del epitelio cervical, antes de que se conviertan en un cáncer microinvasivo e invadan la membrana subyacente. Los pap-tests son pruebas de exploración, y no constituyen un diagnóstico. Para poder hacer un diagnóstico fiable es necesario hacer una colposcopia y una biopsia para establecer la situación real de la paciente.

En los casos en que la Dra. Hudson puede intervenir en una fase temprana, su sistema incluye un cambio drástico de dieta y de hábitos, acompañado por un tratamiento a base de vitaminas, oligoelementos y enzimas digestivos, en dosis que son establecidas para cada paciente individualmente. Este tratamiento dura unas pocas semanas, durante las cuales hay un seguimiento de la paciente. En los casos más complicados, la Dra. Hudson puede recurrir también a una técnica que realiza en consulta, llamada tratamiento de escarificación[17] local, que produce una cauterización blanda de

_____

17. El tratamiento de escarificación se utilizaba originalmente para tratar distintos tipos de tumores, y los dermatólogos lo utilizaron en los casos de cáncer de piel hasta los años '50. En la actualidad se utiliza en las clínicas del cáncer de México, y su uso se sigue enseñando en las escuelas de naturopatía.

las zonas afectadas, y que realiza con las hierbas apropiadas, preparadas en forma de pasta, por lo que se puede considerar una cirugía menor a base de hierbas.

Una vez controlada la situación, la paciente ha de seguir con su dieta y con un programa de mantenimiento durante un tiempo, con un control efectuado varias veces durante el primer año y luego anualmente.

Así pues, la aproximación de la Dra. Hudson al cáncer cervical es esencialmente preventiva, basada en suplementos nutricionales y fitoterapéuticos, enzimas, y en el uso de una pasta de compuestos vegetales aplicada localmente en el útero para efectuar una escarificación de los tejidos anormales, mientras por otra parte se fortalece el sistema inmunitario con suplementos de vitaminas y oligoelementos. A esto hay que añadir los cambios dietéticos y de estilo de vida que forman parte integrante y muy importante del tratamiento, identificando las fuentes de estrés que pueden impedir o retardar el proceso curativo.

LA TERAPIA DEL DR. DAN LABRIOLA, NATURÓPATA

El Dr. Dan Labriola se graduó en naturopatía en la Syracuse University de New York y en la Bastyr University de Seattle, Washington. Detenta varios cargos en el Departamento de Sanidad, en la Asociación de Médicos Naturópatas, y en el organismo que supervisa el personal sanitario del estado de Washington, además de ser director de la Asociación Americana de Médicos Naturópatas.

La característica del Dr. Labriola es su lucha de muchos años por convencer a médicos convencionales y naturistas para que trabajen juntos y de acuerdo en beneficio de los pacientes, ya que sostiene que lo uno no excluye lo otro, bien al contrario, el enfermo que opte por los tratamientos convencionales verá reducidos en mucho los efectos secundarios de estos si los compagina con tratamientos alternativos y tendrá muchas más posibilidades de salvarse, ya que recibirá lo mejor de los dos sistemas.

En su opinión, el hecho de que las dos medicinas no lleguen a colaborar acaba induciendo a los pacientes a auto-recetarse remedios naturales, que en determinadas circunstancias pueden estar en contraposición con el tratamiento convencional que están recibiendo, anulando sus efectos.

Por esta razón recomienda a los enfermos de cáncer que busquen tratamiento con un médico que conozca ambos sistemas y que sepa compaginarlos, para que pueda conseguir todos los beneficios sin ninguna contraindicación ni efecto secundario indeseado. Además en su opinión, para ciertos tipos de cáncer considera que la quimioterapia es la mejor arma disponible, pero si se aplica en combinación con remedios naturales sus efectos positivos se ven muy aumentados, mientras que los efectos secundarios perjudiciales disminuyen.

El cáncer es una enfermedad compleja y se necesita utilizar todas las armas disponibles para luchar contra él, entre estas el Dr. Labriola incluye los suplementos nutricionales para fortalecer el sistema inmunitario, una alimentación equilibrada, fitoterapia, cambios dietéticos y de vida, para eliminar en todo lo posible las toxinas que debilitan a los enfermos. Además, como para muchos otros terapeutas, es de importancia capital el apoyo psicológico al paciente, para concienciarlo de que él es, en última instancia, el responsable de su curación.

El Dr. Labriola está convencido de que no existe el remedio único y milagroso que pueda acabar con el cáncer, sino que es necesario recurrir a todo lo que puede ofrecer la farmacopea convencional y la natural, combinadas sabiamente, para tener buenas posibilidades de éxito.

LA TERAPIA DEL DR. VICTOR A. MARCIAL-VEGA

El Dr. Victor A. Marcial-Vega se graduó en la Facultad de Medicina de la Universidad de Puerto Rico, y se especializó en radiología oncológica en el John Hopkins Hospital de Baltimore, Maryland, en una permanencia de cuatro años como interno, y tiene un largo historial de distintos cargos relacionados con la radiología oncológica en universidades y hospitales de varios estados. Es autor de varios artículos para el *International Journal of Radiation Oncology* y para *Biological Physics*, además de colaborar en textos médicos para el tratamiento del cáncer. Ejerce en Florida.

En su opinión la causa del cáncer se ha de buscar en un sistema inmunitario deprimido por las causas que sean: químicas, físicas, mentales o ambientales, o una combinación de varias de ellas, y si no se corrige esta situación el tratamiento del cáncer no tendrá mucho éxito, ya que se tratarán los efectos sin corregir las causas. El Dr. Marcial-Vega es de la opinión que la enfermedad sobreviene cuando nos alejamos de la naturaleza y no respetamos sus leyes.

A pesar de su formación en la medicina convencional, el Dr. Marcial-Vega es un defensor de las terapias alternativas, y observa que a menudo los oncólogos hacen abuso de la quimioterapia y de la radioterapia, también cuando ésta no tiene ninguna utilidad y en dosis que frecuentemente matan al paciente antes que la enfermedad misma. En sus tratamientos hay una combinación de terapias convencionales con terapias alternativas, que son las que le han dado mejores resultados.

Como es frecuente con otros médicos naturistas, los pacientes del Dr. Marcial-Vega han de hacer en primer lugar ajustes dietéticos en su alimentación, que ha de ser prevalentemente vegetariana, con algo de pescado ocasionalmente, y completada por unos suplementos dietéticos, vitaminas y oligoelementos cuya finalidad es fortalecer el sistema inmunitario.

A esto añade los tratamientos alternativos más apropiados para cada caso, tales como el Essiac (un preparado a base de hierbas), cartílago de buey, enzimas, aromaterapia, y, factor muy importante en su terapia, la asistencia psicológica según las necesidades del paciente, junto con la oración y/o la meditación, la visualización y la PNL (programación neuro-lingüística). Es esencial descubrir cuáles son las causas psicológicas íntimas que llevan al paciente a rechazar la vida y refugiarse en la enfermedad. Una cura de desintoxicación celular ayudará al sistema inmunitario a recuperarse.

Para ayudar a sus pacientes en el difícil camino refuerza en ellos la actitud positiva, haciéndoles descubrir por medio de la introspección qué es lo que les pone enfermos, ayudándoles a superarlo y renovando en ellos la esperanza y el deseo de vivir.

No descarta el uso de la cirugía para eliminar los tumores, ni de la quimioterapia y radioterapia, si el paciente lo necesita, pero afirma que en muchos casos los especialistas hacen abuso de estos métodos.

El Dr. Martin Milner se graduó como médico naturista en el Colegio Nacional de Medicina Natural de Portland, Oregon, donde es profesor asociado de medicina cardiovascular y pulmonar en la misma escuela. Es fundador y director médico del Center for Natural Medicine, de Portland, y autor de varios artículos de medicina natural que han aparecido en distintas publicaciones.

Entre los planteamientos del Dr. Milner para el tratamiento del cáncer, está el considerar que la eliminación del tumor es sólo el principio, y que los médicos y los pacientes han de colaborar estrechamente para elegir cada vez la terapia más apropiada y para hacer los ajustes necesarios en el modo de vida que permitan que el cáncer no vuelva a manifestarse.

El Center for Natural Medicine del Dr. Milner lleva a cabo un estudio constante para estar siempre al corriente de todos los remedios y terapias naturales que se han mostrado eficaces contra distintos tipos de cáncer, además de presentar una toxicidad muy baja o inexistente. En el sistema del Dr. Milner el paciente es el que finalmente decide qué terapia desea seguir, después de haber sido informado de manera completa y profundizada sobre todas las posibilidades disponibles, ya que se desaconseja enérgicamente al paciente de crear su propia terapia contra el cáncer sin consultarle a él o a otros médicos preparados en medicina natural. Hay remedios que pueden ser incompatibles entre sí, además de que algunos exigen necesariamente la supervisión del médico.

También este médico atribuye una importancia capital al régimen dietético, en el que están eliminadas las carnes rojas, las grasas, los cereales refinados, el alcohol, el café, mientras que se aumenta el consumo de frutas y verduras de cultivo biológico y de cereales integrales. Completa la dieta con suplementos de varios tipos, como los concentrados derivados de hortalizas con propiedades anticancerosas, los concentrados de hígado para los pacientes anémicos y con cáncer en fase avanzada, suplementos proteínicos, etc.

El Dr. Milner, teniendo siempre en cuenta las características del paciente, utiliza enzimas de varios tipos, para mejorar la digestión y reducir el contenido intestinal de bacterias cancerígenas; extractos de hierbas y plantas: para eliminar parásitos, mejorar el sistema inmunitario, desintoxicar el organismo, atacar el cáncer, proporcionar antioxidantes. Otros sistemas utilizados por el Dr. Milner son la homeopatía, las hormonas, la hipertermia,[18] la limpieza de colon, los complementos vitamínicos, el Silymarin[19] el cartílago de tiburón, los oligoelementos, sustancias de aplicación tópica.

En todos los casos se da apoyo psicológico a los pacientes, para mejorar su equilibrio emocional y devolverles la confianza y los deseos de vivir, tanto con sesiones particulares como de grupo.

Según el Dr. Milner los causantes del cáncer son muchos y variados, y entre ellos encontramos una alimentación desequilibrada, las alergias, los metales pesados, un sistema endocrino debilitado, etc. Vencer

18. La hipertermia consiste en elevar la temperatura interna del paciente a 40°C. Los estudios realizados han demostrado que el elevar la temperatura de las células cancerosas hace más fácil su destrucción. Este tratamiento se ha de hacer bajo supervisión médica y siempre que el paciente esté lo suficientemente fuerte para tolerarlo.
19. El Silymarin es un remedio derivado del *Silybum marianum* (cardo mariano), que se suministra para ayudar al hígado a eliminar las toxinas y restablecer la función del hígado.

el cáncer es sólo un primer paso, que ha de ser seguido por importantes modificaciones en el modo de vida del enfermo, para poner el organismo en condiciones de resistir y de defenderse de nuevos ataques.

LA TERAPIA DEL DR. EMANUEL REVICI

El Dr. Emanuel Revici se graduó en la Facultad de Medicina de la Universidad de Bucarest. Fue subdirector del Instituto Pasteur de París entre 1937 y '38, cuando publicó una serie de artículos sobre el papel de los lípidos en el tratamiento del cáncer y el control del dolor. En la Ciudad de México fundó el Instituto de Biología Aplicada en 1942, y en 1946 la Universidad de Chicago le concedió una beca para que siguiera sus investigaciones sobre el cáncer en Estados Unidos. En 1947 fundó en New York el Instituto de Biología Aplicada y en el '55 compró el Trafalgar Hospital de New York, donde dirigió el departamento de oncología hasta su cierre en 1978. Cuando en 1961 publicó un trabajo sobre el uso de la quimioterapia controlada para su aplicación en el cáncer, la American Cancer Society lo puso en su lista negra de «métodos no demostrados». Además el Dr. Revici ha escrito numerosos artículos sobre el cáncer.

Según el Dr. Revici el cáncer se manifiesta cuando el sistema de defensas del organismo se para en la fase lipídica, entonces los ácidos grasos se producen en cantidades excesivas, lo cual produce el desarrollo del cáncer.

Un conocimiento en profundidad de los procesos metabólicos del cuerpo le han permitido al Dr. Rivici desarrollar una forma no tóxica de quimioterapia que funciona, basada en el uso de anabolizantes y catabo-

51

lizantes obtenidos de los alimentos. Además ha desarrollado remedios con formulaciones especiales de selenio, cobre, azufre, cinc, cadmio, nickel y otros elementos, con un nivel de toxicidad inferior a 1/1000 de las mismas sustancias en su forma normal.

Para mejorar el equilibrio químico del organismo el Dr. Revici utiliza un compuesto a base de selenio orgánico, además de otros compuestos minerales, que son administrados por via intravenosa en forma de lípidos para permitir una mejor penetración en las membranas celulares y un mejor transporte por el sistema circulatorio hasta alcanzar el tumor.

Esto permite que los pacientes reciban dosis elevadas de estos compuestos sin efectos secundarios.

Pero el Dr. Revici, en lugar de hablar de *curar* el cáncer, prefiere hablar de equilibrar y afinar los procesos metabólicos, cuyo desequilibrio es el que ha permitido la aparición del cáncer en primer lugar.

En el tratamiento del cáncer según la terapia del Dr. Revici es importante establecer los ciclos metabólicos de los pacientes, para poder suministrar los remedios en el momento más apropiado del día o de la noche. Por esta misma razón, y para tener una previsión correcta de los ciclos del organismo, el Dr. Revici les pide a sus pacientes que suspendan la toma de cualquier suplemento alimenticio o vitamínico que no haya recetado él mismo, ya que podrían interactuar con los remedios e inutilizarlos.

LA TERAPIA DEL DR. ROBERT C. ROUNTREE

El Dr. Robert C. Rountree se graduó en la Facultad de Medicina de la Universidad de Carolina del Norte. Después siguió estudios de medicina familiar, farmacología nutricional y fitoterapia. Es cofundador del Helios Health Center y coautor de *Smart Medicine for a Healthier Child*, además tiene un programa de medicina en una radio de Colorado y es asistente en la cátedra de medicina familiar en la Universidad de Colorado.

El Dr. Rountree practica una medicina que une todas las posibles terapias alternativas para ayudar a sus pacientes a hacer frente ya sea a la enfermedad, si vienen a él desde el principio, como a los efectos negativos de las terapias convencionales, y para ello combina la medicina tradicional con la dietética, la fitoterapia y la medicina holística. Intenta comprender la situación del paciente y su actitud ante la enfermedad, para llegar a él y establecer una comunicación adecuada.

Si se trata de un paciente habitual y se descubre que tiene un bulto en algún sitio, lo primero que hace es pedir que se haga una biopsia para establecer el tipo de tumoración y si hay metástasis. También le sugiere al paciente que vaya a ver a un oncólogo, para que se haga la clasificación correcta del cáncer, de esta manera es luego más fácil establecer el tratamiento.

En el caso de un cáncer avanzado, el Dr. Rountree no descarta el uso de terapias agresivas, combinando las convencionales con las alternativas, pero informa a sus pacientes sobre la situación y sobre las propuestas posibles, para que ellos puedan en última instancia tomar la decisión respecto a la terapia que desean seguir.

Como para muchos otros terapeutas, el aspecto nutricional es muy importante, tanto que puede representar la diferencia entre sobrevivir al cáncer y a los tratamientos agresivos o sucumbir a ellos. Por esta razón hace un estudio exhaustivo del estado del paciente en cuanto a su necesidad de proteínas, transfusiones, reparación de daños sufridos por el hígado o el colon, etc.

En cuanto a la dieta, también el Dr. Rountree establece una alimentación pobre en grasas y con mucha fibra, con cereales y legumbres integrales de cultivo biológico. A esto añade una serie de suplementos: vitaminas, oligoelementos, extractos vegetales, cartílago de buey, extracto de aceite de hígado de tiburón, los hongos maitake y shiitake, homeopatía.

Aunque no exclusivamente, el Dr. Rountree también trata niños afectados de cáncer. En los niños el cáncer se desarrolla mucho más de prisa que en los adultos, y los niños tratados con quimioterapia y radioterapia sufren un riesgo añadido de que el cáncer volverá a manifestarse en su vida adulta.

Por esta razón el Dr. Rountree es partidario de la prevención, y para ello recomienda unas medidas higiénicas que ayudarán a mantener el organismo libre de cáncer, tanto en adultos como en niños. La medida más importante es seguir una dieta saludable, baja en grasas y alta en fibra, con verduras, cereales y legumbres integrales de cultivo biológico. Para los pacientes que han sufrido alguna terapia agresiva contra el cáncer, recomienda la dieta macrobiótica que, dice «es una buena manera de curarse con la alimentación», y también para los pacientes que desean evitar que el cáncer vuelva a manifestarse.

Los pesticidas, herbicidas y otros contaminantes de los alimentos son en muchos casos cancerígenos. También es importante que tanto los pacientes adultos como los niños eviten encontrarse en lugares contaminados por el humo del tabaco. Se considera que el humo del tabaco produce más de 2000 compuestos, muchos de ellos tóxicos. El fumador pasivo lo tiene peor que el fumador directo, y se calcula que en Estados Unidos mueren unas 3000 personas de cáncer de pulmón cada año entre este grupo de personas.

También las emanaciones químicas, tales como las pinturas, disolventes, gasolina, colas, productos para el hogar, son peligrosas y muchas son potencialmente cancerígenas.

Otro factor a tener en cuenta es el sol, sobre todo en días claros y en las horas centrales del día. Por ello habrá que protegerse con un filtro solar que tenga un factor de protección adecuado al tipo de piel, y suplementar la dieta con complejos vitamínicos que contengan todos los carotenos, que ayudarán a protegerse de las quemaduras del sol.

Los suplementos nutricionales son también útiles para la prevención del cáncer, además de serlo para el tratamiento del mismo, y además pueden contrarrestar los efectos de la contaminación ambiental y de los tratamientos convencionales. Una de las prioridades del Dr. Rountree es la de limitar la producción de radicales libres,[20] que son un factor importante de perjuicios al sistema inmunitario, y por esto inicia sus tratamientos suministrando una preparación antioxidante o multivitamínica, y luego sigue con unos suplementos estandar que ajusta según las necesidades del paciente.

Si bien en su opinión la quimioterapia es quizá el único tratamiento que consigue algún éxito en la lucha contra el cáncer, los efectos colaterales y secundarios son muy importantes, además esta terapia, en los pacientes que se recuperan de ella, aumenta el riesgo de desarrollar cánceres secundarios más adelante, ya que no solo debilita el sistema inmunitario, sino que puede llegar a desencadenar el cáncer, y entonces el trata-

---

20. Los radicales libres son moléculas inestables con un electrón desparejado que roba un electrón de otra molécula produciendo efectos perjudiciales.

miento será cada vez con dosis más fuertes reduciendo cada vez más las posibilidades de curación.

LA TERAPIA DEL DR. GERÓNIMO RUBIO

El Dr. Gerónimo Rubio se graduó en la Facultad de Medicina de la Universidad Autónoma de Baja California, en México. Es director médico del American Metabolic Institute de La Mesa, México. Se ha dedicado a la investigación en fisiología, bioquímica, bacteriología y parasitología. Estas investigaciones le llevaron a desarrollar unas vacunas, obtenidas de la sangre y células cancerosas del paciente, que sirven para fortalecer el sistema inmunitario, de tal manera que pueda luchar contra las células cancerosas.

En su pequeña clínica (16 camas), y por un periodo comprendido entre 3 y 5 semanas, los pacientes son tratados con una larga lista de terapias alternativas y reciben atención personalizada las 24 horas. Desde su creación en 1983 esta clínica puede preciarse de un porcentaje de éxitos entre el 65 y el 75% para los cánceres de fase III y IV, mientras que para los cánceres de fase I y II los resultados positivos alcanzan el 80%.

Su terapia contempla en primer lugar un periodo de tres días de ayuno parcial a base de zumos frescos, un día a base de caldos de verduras, y a partir de ahí una dieta estudiada según el grupo sanguíneo del paciente.

Simultáneamente con la dieta hay una limpieza de hígado, colon y riñones, para desintoxicar el organismo.

El tratamiento en sí está constituido por productos fitoterapéuticos que sirven para mantener limpios los distintos órganos y fortalecer el sistema inmunitario, acompañados de enzimas digestivos y de oligoelementos suministrados por vía intravenosa.

El Dr. Rubio utiliza también la terapia a base de oxígeno mezclado con germanio, que suministra por via endonasal, el ozono por vía rectal, y las vacunas obtenidas de la sangre y células tumorales del paciente, que son inyectadas por vía intramuscular.

Entre los productos anticancerosos utilizados, más de 150, está el aceite concentrado de hígado de tiburón, un remedio innovador: el clodronato (bifosfonato de diclorometileno), y el laetrile suministrado por vía intravenosa.

Estos pacientes son tratados también con el generador de frecuencias de Rife. Este fue desarrollado en los años '30 por Raymond Royal Rife en Estados Unidos, y transmite señales electrónicas específicas que pueden desactivar o destruir organismos patógenos, bacterias y cánceres. La idea subyacente es que si se equipara la frecuencia energética emitida por un aparato electrónico a la de una célula cancerosa, la primera hará estallar la célula cancerosa por exceso de energía.

En ocasiones el Dr. Rubio puede considerar necesario aplicar radioterapia a algún paciente. En esos casos la irradiación es muy baja y suministrada gradualmente, para limitar el daño producido, y en todo caso se suplementa la terapia con la aplicación de preparados fitoterapéuticos localizados y baños terapéuticos de todo el cuerpo. Considera que la radioterapia no cura el cáncer, pero ralentiza su desarrollo lo suficiente para dar tiempo a las terapias naturales de actuar.

Como es el caso con otros médicos naturistas, también en esta clínica los pacientes reciben apoyo psicológico y técnicas de visualización y afirmaciones para luchar contra la enfermedad. El Dr. Rubio considera que los pacientes que siguen la técnica de la visualización tienen muchas armas en sus manos para invertir el desarrollo de la enfermedad y alcanzar la curación, ya que esto les aporta una actitud positiva ante la enfermedad.

Entre los tratamientos básicos utilizados por el Dr. Rubio, las vacunas están entre los más importantes. Fabricadas con las células cancerosas del propio paciente, que se extraen por biopsia, o en los casos en que esto no es posible, como en los tumores cerebrales, se extraen de la sangre los antígenos tumorales, y con estos se hacen cultivos en laboratorio, que serán luego utilizados como vacuna para enseñarle al sistema inmunitario del enfermo a reconocer el tumor y destruirlo. Esta vacuna se le inyecta al paciente una vez a la semana durante el tiempo que permanece en la clínica (entre 3 y 5 semanas), luego durante dos años con una frecuencia trimestral, y durante tres años más dos veces al año.

Como los demás médicos alternativos, también el Dr. Rubio tiene muchas historias de casos en que pacientes desahuciados por la medicina oficial han recuperado la salud en condiciones y las ganas de vivir.

LA TERAPIA DEL DR. MICHAEL B. SCHACHTER

El Dr. Michael B. Schachter se graduó en medicina en el Columbia College of Physicians and Surgeons, de la ciudad de Nueva York, e hizo un curso de psiquiatría de tres años como interno en el hospital Kings County, en Brooklyn, Nueva York. Tiene licencia para ejercer la medicina en los estados de New York, California,

Mississippi y New Jersey, y puede ejercer la homeopatía en Arizona y Connecticut. Además está especializado en la terapia de quelación y tiene el título de psiaquiatra.

Pertenece a numerosas asociaciones profesionales médicas, es autor de *The natural way to a healthy prostate,* y, en colaboración con otros dos médicos, de *Food, mind and mood.* Colabora con artículos en distintas publicaciones y boletines de medicina.

Su consulta está atendida por varios facultativos con experiencia en medicina alternativa, enfermeras, técnicos de laboratorio, un psicólogo especializado en el control del estrés y tres asesores para orientar a los pacientes en los cambios que han de hacer en su modo de vida. Además se vale de los servicios de un dentista alternativo del mismo edificio, cuando es necesario eliminar los empastes de mercurio dentro de un programa general de desintoxicación.

Al llegar a la consulta los pacientes son sometidos a distintas pruebas muy exahustivas, utilizando también las pruebas que hayan sido hechas con anterioridad, que servirán para establecer un programa de tratamiento, basado en la desintoxicación del organismo, los suplementos necesarios para mejorar sus parámetros nutricionales, mejorar el equilibrio hormonal, mejorar el sistema inmunitario, y encontrar los marcadores tumorales que darán una idea general del estado del paciente y del progreso de la enfermedad.

Establecido el mapa actual del paciente, se pasa a estudiar el programa más adecuado de tratamiento, que es discutido y analizado con el paciente mismo, para que pueda seguirlo con convencimiento y entusiasmo. En este programa también se plantearán las necesidades de desintoxicar el organismo, ya que un paciente con niveles elevados de contaminación química y de metales pesados no puede luchar contra la enfermedad, pues su sistema inmunitario está totalmente debilitado.

La desintoxicación se lleva a cabo por medio de productos quelantes. Estos productos tienen la capacidad de unirse íntimamente con los metales pesados y arrastrarlos fuera del organismo al ser eliminados con la orina. Cuando se encuentra un estado tóxico es importante individuar el origen de la contaminación para eliminarla, ya que sólo limpiar el organismo sin buscar la causa de su estado sería una pérdida de tiempo.

Dentro de la desintoxicación del organismo, el Dr. Schachter se ocupa también de limpiar a fondo el hígado, ya que un hígado que está sucio no puede funcionar y es causa de muchos problemas. Esto es especialmente importante para los pacientes que han sido sometidos a quimioterapia, que implica el suministro en grandes dosis de productos tóxicos. Si el hígado está funcionando mal por el contenido tóxico antes de la quimioterapia, el paciente tendrá unas reacciones muy fuertes a la misma.

El Dr. Schachter, después de evaluar a fondo la situación global de sus pacientes, les propone las distintas posibilidades de tratamiento, que pueden abarcar terapias convencionales junto con terapias alternativas, lo importante es que el paciente esté convencido de lo que hace, para que los resultados sean finalmente mejores. Según el Dr. Schachter, aquellos pacientes que se decantan por un programa de tratamiento exclusivamente alternativo, dejando anulados los elementos más destructivos de los tratamientos convencionales, serán los que finalmente obtengan los mejores resultados en la mayoría de los casos.

El programa general de tratamiento del cáncer

prevé unas modificaciones dietéticas, con bajo consumo de grasas, de huevos y de productos lácteos, poniendo el énfasis principalmente en frutas y verduras crudas, cereales integrales, pocos frutos secos, pescado y pollo biológico, y la eliminación del tabaco, el azúcar, los cereales refinados, el café, los edulcorantes artificiales, conservantes y aditivos alimentarios, los pesticidas, el agua tratada del grifo, el fluor en todas sus formas.

Los suplementos incluyen las vitaminas en dosis elevadas, los oligoelementos, aminoácidos, ácidos grasos esenciales, enzimas, los alimentos medicinales, como el ajo, las algas, los hongos *maitake*, el verde de trigo, el cartílago de tiburón y de buey, los antioxidantes. A todo esto hay que añadir la vitamina C, el laetrile, y los minerales suministrados por vía intravenosa.

Entre los métodos de desintoxicación, están la limpieza de hígado, la limpieza del colon, la eliminación de los metales pesados por medio de la quelación y del tratamiento alternativo de la boca (eliminación de amalgamas), limpieza del organismo de parásitos y bacterias, sauna y ejercicio.

El Dr. Schachter también utiliza las terapias bio-oxidantes, como el oxígeno suministrado por vía venosa, la irradiación de la sangre con rayos ultravioleta, y la ozonoterapia.[21]

---

21. El ozono se aplica de muy variadas maneras: se puede suministrar por vía intravenosa, en enemas con agua ozonizada, insuflándolo en el recto, como aplicación tópica en caso de heridas, quemaduras, gangrena, y como hemoterapia. En este caso se le extrae una pequeña cantidad de sangre al paciente (entre 100 y 250 ml), y durante varios minutos se mezcla con oxígeno y ozono, y luego se reintroduce en el sistema circulatorio del paciente.

Además de lo anterior, en su consulta se restablece el equilibrio hormonal del organismo, y se utilizan terapias como la homeopatía, la magnetoterapia, la acupuntura, la dígitopuntura, todo ello según las condiciones y necesidades del paciente, ya que los tratamientos están personalizados.

El Dr. Schachter está convencido de que los pacientes que deciden seguir sólo terapias alternativas, excluyendo los tratamientos convencionales, tienen unos resultados más positivos.

LA TERAPIA DEL DR. CHARLES B. SIMONE

El Dr. Charles B. Simone se graduó y doctoró en el Rutgers College of Medicine de Piscataway, en New Jersey, donde estudió también las propiedades anticancerosas de unos extractos vegetales llamados lectinas. Durante cinco años trabajó en el Instituto Nacional para el Cáncer en el departamento de inmunología, y luego como investigador en la rama farmacológica. También estudió oncología médica e inmunología clínica, además de radioterapia oncológica y medicina nuclear.

En 1988 fundó el Simone Protective Cancer Center. Es autor de numerosos artículos publicados en revistas especializadas, y otros de difusión sobre temas de salud, ha aparecido en muchos programas de televisión y radio, y es autor de varios libros relacionados con el estudio y tratamiento del cáncer.

El Dr. Simone es un gran defensor del principio de que la dieta es básica en la prevención y desarrollo del cáncer. Con un programa basado en una alimentación adecuada, suplementos dietéticos y cambio de hábitos, está convencido que se puede impedir la aparición del cáncer, o, cuando este ya está presente, se puede mantener bajo control y provocar su regresión en combinación con las terapias convencionales. La eliminación del cáncer como pandemia es un trabajo de toda una vida, donde entran en juego muchos factores de sanidad, equilibrio, moderación y respeto por uno mismo. En su opinión, el reducir la incidencia del cáncer entre la población depende en gran medida de que la misma sea consciente del importante papel que juega la dieta y el modo de vida.

En la experiencia del Dr. Simone, para mucha gente es extremadamente difícil cambiar los hábitos, a pesar de que su vida esté amenazada, pero para ciertos tumores este es el único sistema que permite vivir más tiempo y mejor, cosa que ni la quimioterapia, ni la radioterapia, ni la cirugía pueden conseguir.

Según el Dr. Simone, entre el 80 y el 90% de todos los cánceres pueden inscribirse en tres grupos principales de riesgo: los que dependen de la dieta, sobre todo con muchas grasas y poca fibra; los que dependen de los hábitos nocivos, entre ellos el alcohol, el tabaco, el estrés, las drogas; y los que dependen del medio ambiente: emisiones de humos tóxicos de la industria, radiación electromagnética, productos químicos cancerígenos, y contaminación del aire y del agua.

Teóricamente, la eliminación de las causas debería eliminar el cáncer, pero hay factores que son muy difíciles de controlar, sobre todo cuando las personas no son conscientes del riesgo. El aspecto más importante de la terapia del Dr. Simone es la prevención, y los pasos previstos para ello también sirven para evitar la reaparición de la enfermedad, ya que cuando un cáncer vuelve a manifestarse, normalmente lo hace de manera mucho más virulenta que la primera vez.

La dieta recomendada es baja en grasas y con mucha fibra, están prohibidas las carnes rojas y sólo admite la carne de aves criadas orgánicamente de vez en cuando, poco pescado, eliminar los productos lácteos menos el yogur descremado, tomar mucha fruta y verdura fresca, evitar el azúcar y las harinas refinadas, los huevos, el alcohol y el café.

En cuanto al tratamiento, utiliza un producto desarrollado por él mismo, llamado Onccor, a base de carotenoides, vitamina A, B, C, D, E, y un número de oligoelementos y aminoácidos. .

En cuanto a los cambios de hábitos e higiene, recomienda evitar los productos químicos, las radiaciones de cualquier tipo, limitar al máximo los medicamentos, y reducir el estrés.

LA TERAPIA DEL DR. VINCENT SPECKHART

El Dr. Vincent Speckhart se graduó en el New York Medical College y consiguió un título de postgrado en oncología en el Medical College de Virginia. El Dr. Speckhart ha ejercido la oncología privadamente, ha sido profesor de medicina clínica en el Eastern Virginia Medical College, ha sido director de la Tumor Clinic del DePaul Medical Center de Norfolk, Virginia, y es homeópata titulado y diplomado en la terapia de quelación. Enseña exploración electrodérmica (EDS) a los estudiantes de 4º año del Medical College de Virginia que han escogido la medicina alternativa como asignatura facultativa.

Los elementos básicos de la terapia del Dr. Speckhart son la exploración electrodérmica y el uso de los remedios homeopáticos, junto con la fitoterapia y los suplementos nutricionales.

En su opinión, el cáncer es consecuencia de la mala

salud, no lo contrario, es decir el resultado del fracaso de la persona en el mantenimiento de una buena salud. Uno de los problemas en el tratamiento del cáncer es la incapacidad de identificar las causas, sin embargo recientemente se han desarrollado nuevos instrumentos que ayudan en esta labor, siendo uno de ellos la exploración electrodérmica o EDS. Este sistema proporciona numerosas pistas sobre los distintos factores relacionados con el tumor. Forman parte de la farmacopea del Dr. Speckhart también la homeopatía, la oxigenoterapia y las vacunas.

La exploración electrodérmica le permite al terapeuta averiguar el estado de la energía del paciente y descubrir posibles desequilibrios e interferencias tóxicas. Testando unos puntos clave situados en las manos y pies, y relacionados con los meridianos, el terapeuta puede conseguir información de todo el cuerpo, tales como bloqueos de energía, la presencia de metales pesados, parásitos, etc. El aparato lleva un ordenador con una base de datos que en los programas más sofisticados puede contener hasta 3000 «respuestas» energéticas distintas. Además de contener información sobre el estado de los distintos órganos, contiene también una base de datos con remedios y substancias terapéuticas. Con este sistema el terapeuta puede identificar la enfermedad incluso antes de que se manifieste, y escoger la terapia más apropiada para el paciente en cuestión.

También el Dr. Speckhart insiste en la necesidad de una dieta sana y libre de productos potencialmente dañinos, y dependiendo del paciente podrá recomendar una dieta vegetariana o una basada parcialmente en alimentos animales, como la carne de ave o el pescado.

Cuando ha detectado la presencia de metales pesados y de contaminantes, el Dr. Speckhart recurre a la quelación, que es el sistema conocido más apropiado para limpiar el cuerpo de estas sustancias, y la terapia de la urea que inhibe el crecimiento del cáncer cuando se suministra por vía oral.

Entre los suplementos dietéticos, están las dosis elevadas de vitamina A, betacaroteno, B6, C, E, y el selenio, que es un suplemento de elección y común prácticamente a todos los terapeutas alternativos que se ocupan del cáncer.

LA TERAPIA DEL DR. JESSE STOFF

El Dr. Jesse Stoff se graduó en el Medical College de Valhalla, en el estado de Nueva York. Completó sus estudios de medicina clínica en Londres y estudió homeopatía en el Royal London Homeopathic Hospital, también en Londres. Ha sido vicepresidente de la Asociación de Médicos para la Medicina Antroposófica, director del Journal of Anthroposophic Medicine, es miembro de varias asociaciones profesionales médicas y coautor del libro *Chronic fatigue syndrome: the hidden epidemic.*

En opinión del Dr. Stoff, un tumor no forma parte del organismo humano, sino que representa la rebelión de las células contra el organismo humano, por consiguiente el cáncer debería ser considerado como una enfermedad de todo el organismo, y no una patología de las células.

Después de cursar la carrera de medicina el Dr. Stoff no se conformó con la concepción mecanicista de la fisiología humana y se dedicó a buscar algo que le satisficiera más. En parte satisfizo estas ansias suyas de ir más allá del cuerpo con la homeopatía, pero no era suficiente, hasta que se encontró con el sistema de medicina natural que defendía el austríaco Rudolf Steiner, y que estaba englobado en un sistema de vida más amplio llamado Antroposofía, donde se daba mucha importancia a los aspectos psicológicos, emocionales y espirituales de la enfermedad, incluidas las energías sutiles que operan dentro y alrededor del cuerpo humano.

Esto llevó al Dr. Stoff a considerar la medicina como un medio para el desarrollo espiritual de la persona y para su crecimiento espiritual. De esta manera pudo ver nuevos modos de interpretar el cáncer y las enfermedades degenerativas.

En su sistema terapéutico encontramos una importancia especial atribuida a la dieta que ha de ser principalmente vegetariana, con cereales, legumbres y hortalizas cocidas, alimentos con mucha fibra, y prohibición del azúcar.

Entre las terapias alternativas, el Dr. Stoff utiliza el Iscador (ver nota 3), un remedio creado por la escuela antroposófica, el Ukrain (ver nota 1) y algunos remedios homeopáticos. También la fitoterapia tiene un papel importante para limpiar la sangre y como antioxidante, además de recetar cantidades elevadas de productos que estimulan y estabilizan el sistema inmunitario, ácidos grasos esenciales y suplementos vitamínicos. Una importancia especial tiene la desintoxicación del organismo, la hipertermia (ver nota 18), el ejercicio, y el asesoramiento psicológico para controlar el estrés y dar apoyo emocional.

LA TERAPIA METABÓLICA DEL DR. JACK O. TAYLOR, QUIROPRÁCTICO

El Dr. Jack O. Taylor se graduó como quiropráctico en el Logan College de St. Louis, Missouri. Es también dietista, titulado en nutrición clínica por el instituto

International and American Associations of Clinical Nutritionists.

Es autor de libros sobre nutrición y sobre la formulación, fabricación y uso de suplementos dietéticos. Su terapia para la cura del cáncer consiste no tanto en eliminar la enfermedad, sino en darle al organismo los elementos necesarios para mantener una buena salud a lo largo de toda su vida.

Para ello el Dr. Jack O. Taylor prepara cada tratamiento de acuerdo con las características del paciente, sus patrones genéticos, su tipo de actividad, y sus patrones de conducta y emocionales. En cuanto a la dieta, para el Dr. Jack O. Taylor es importante no sólo lo que se come, sino el modo en que el organismo metaboliza los alimentos, por eso es necesario estudiar en profundidad ese laboratorio químico que es el cuerpo. Se trata de darle al organismo los alimentos que necesita, pero también de mantenerle alejado de los contaminantes, las hormonas, los pesticidas, la contaminación del aire, la comida basura. Cuando cada parte del cuerpo está funcionando correctamente no pueden desarrollarse las enfermedades, y éste es el objetivo de la terapia metabólica.

Además de la dieta y la limpieza del organismo el Dr. Jack O. Taylor tiene también un programa de apoyo que incluye vitaminas, oligoelementos, cartílago de tiburón, Essiac, aceite de pescado, y unas fórmulas específicas que varían según las necesidades del paciente para el fortalecimiento de su sistema inmunitario. También utiliza extractos glandulares.

El Dr. Lawrence H. Taylor se graduó como osteópata en el College of Osteopathic Physicians de Los Angeles, y diez años más tarde como médico en el California College of Medicine. Ha ejercido profesionalmente y ha enseñado en varias instituciones, entre ellas la Facultad de Medicina de la Unviersidad de Viena (Austria), en la Universidad de Amsterdam (Holanda), en el Lark Ellen Hospital de West Covina, California, y otros. Pertenece a varias asociaciones profesionales, y se ha dedicado a la investigación de la dieta en la terapia contra el cáncer, y en otras patologías.

Considera que el tratamiento del cáncer es la asignatura pendiente de la medicina alopática. Puesto que el cáncer es la consecuencia de la interacción de múltiples factores, es absurdo pretender tratarlo con un sistema único en todos los casos, sino que habrá que buscar la combinación de sistemas y terapias que puedan vencer la enfermedad, estableciendo una relación de causa y efecto entre la dieta, los hábitos de vida, la conducta del paciente y la enfermedad. En todo caso hay que poner el acento sobre la prevención del cáncer, y una alimentación correcta es la base de la prevención. Uno de los resultados de las ingentes cantidades de dinero invertidas en la investigación, ha sido el descubrir que el cáncer se puede controlar genéticamente. Puesto que los genes pueden ser dañados por causas tan variadas como la desnutrición de las células, los rayos X, las irregularidades hormonales y las emociones, el Dr. Taylor basa su terapia en el suministro de antioxidantes y de la recientemente descubierta reductasa polinucleótida, o PolyMVA.[22]

_____

22. Se trata de un remedio elaborado y patentado por el Dr.

Desgraciadamente, la alimentación sigue siendo la terapia olvidada de la medicina convencional. Por esta razón, en la terapia del Dr. Lawrence H. Taylor se pone el énfasis en primer lugar en la corrección de los factores que producen desequilibrios genéticos, y en segundo lugar pasa a promover la salud del paciente a todos los niveles.

Para ello el Dr. Taylor se centra en primer lugar no en el tipo de cáncer, sino en el tipo de paciente, en sus condiciones, en sus reacciones, en su personalidad. La alimentación y la desintoxicación del paciente son la base: si no se eliminan los factores que producen la enfermedad, por más que se trabaje, el cáncer volverá a presentarse. Si se ha de usar quimioterapia, es importante darle al paciente los medios para soportarla, fortaleciendo el sistema inmunitario, para poder reparar el daño producido en el sistema digestivo, de tal manera que el paciente tenga todas sus fuerzas y pueda luchar contra la enfermedad y contra la terapia.

Cada día más la alimentación está cargada de toxinas, y esas toxinas son un factor clave en el desarrollo del cáncer. También, cada día más la alimentación convencional está vacía de contenidos, desvitalizada. Para desintoxicar el organismo el Dr. Lawrence H. Taylor utiliza antioxidantes, dosis elevadas de vitamina C, y la terapia de quelación.

En cuanto al tratamiento específico, éste es estudiado y preparado con arreglo a la situación concreta de cada enfermo, y es a base de cartílago de tiburón, extracto de timo, nutrientes para regenerar el ADN de los genes, laetrile (ver nota 5), 714X (ver nota 2), suple-

_____

Lawrence H. Taylor y se administra como suplemento dietético. Se trata de una «métalo-vitamina» que influye en el ácido nucléico de los genes ayudándolos a corregir cualquier deficiencia en su ADN.

mentos de complejos vitamínicos y oligoelementos. También es importante una limpieza de la boca para eliminar amalgamas. Todo esto sin olvidar la importancia de generar confianza y esperanza en los pacientes.

La terapia del Dr. Max Gerson

El Dr. Max Gerson, emigrado de Alemania a los Estados Unidos en 1930, fue un pionero en el tratamiento alternativo del cáncer. Si bien murió en 1959, hemos considerado un deber presentarlo aquí entre los demás médicos naturistas y alternativos, en primer lugar por la importancia de sus aportaciones científicas, y en segundo lugar porque sus principios siguen siendo aplicados hoy en día por sus herederos tanto legales como ideológicos. En efecto existen dos instituciones donde se aplican sus principios, una es el Max Gerson Memorial Cancer Center, de Tijuana, México, y la otra es The Gerson Institute, con sede en Bonita, California, pero con una clínica también en Tijuana.

El elemento básico de su terapia es la dieta. En los años '30, en que emigró a Estados Unidos, ya trataba con éxito muchas enfermedades, tales como la artritis, la tuberculosis pulmonar y el lupus. Y fue entonces cuando dio el gran paso, tratar el cáncer con la dieta. Él partía de la base de que el cáncer no era una enfermedad de las células, sino que era la acumulación de muchos factores negativos que iban progresivamente menoscabando la función hepática y, como consecuencia, desequilibrando el metabolismo y abriendo paso a la enfermedad. Por consiguiente, lo primero que había que hacer era restablecer la capacidad desintoxicante del hígado, y a continuación fortalecer el organismo para que pudiera defenderse, aportando minerales del grupo del potasio, y enzimas oxidantes hasta conseguir que el organismo pudiera volver a producirlos por sí solo.

Su teoría era que las células cancerosas se desarrollaban en un medio pobre en oxígeno y por medio de la fermentación. Puesto que en estas condiciones el potasio permanece inactivo y el sodio y los minerales con él relacionados están en un estado químico desfavorable, era necesario restablecer el equilibrio entre el sodio (Na) y el potasio (K).

Ya en su juventud el Dr. Gerson había experimentado de primera mano la importancia del sodio en el desarrollo de las enfermedades, ya que él había sufrido durante casi diez años de migrañas rebeldes, que finalmente había podido controlar por medio de la dieta y eliminando la sal de la misma, es decir reequilibrando la relación entre sodio y potasio.

La intoxicación progresiva del organismo, su debilitamiento, la disminución de la actividad eléctrica en órganos vitales acaba produciendo un cuerpo sin energía que es campo de cultivo adecuado para el desarrollo del cáncer, contra el cual no puede defenderse.

El Dr. Gerson era de la opinión que el cáncer no podía desarrollarse en cuerpos cuyos órganos principales (hígado, páncreas, tiroides y sistema inmunitario) funcionaran a la perfección.

En su farmacopea, además de la dieta de la que hablaremos más adelante, tienen un lugar importante los extractos de tiroides, para estimular la función hepática y la tiroides; los enemas de café, de aceite de manzanilla, o de aceite de ricino, para el control del dolor, estimular el apetito, y desintoxicar el hígado; enzimas como la pepsina, la pancreatina, la niacina; el potasio acompañado de una limitación en el uso de la sal y el sodio.

En cuanto a la dieta, tiene mucha importancia la eliminación casi total de las grasas, los productos animales (incluidos huevos y derivados de la leche), el tabaco, té, café, chocolate, alcohol, azúcar, harinas blancas, alimentos procesados o enlatados, frutos secos, setas, productos de la soja, encurtidos, pepino, piña, y todas las bayas. También desaconseja el uso de especias fuertes. En la práctica lo que recomienda es una dieta vegetaliana.

Por el contrario, los pacientes han de tomar grandes cantidades de fruta recién cortada (especialmente manzana) y zumos de hortalizas (especialmente zanahoria). De esta manera se inunda el organismo de nutrientes vivos. Todas estas frutas y hortalizas sirven para equilibrar la proporción de sodio y potasio y fortalecer el hígado que de esta manera puede eliminar las células cancerosas muertas.

Las historias de los casos tratados por el Dr. Max Gerson son sorprendentes, ya que el porcentaje de curaciones, y el porcentaje de mayor duración de la vida y de mejor calidad de vida son muy superiores a lo conseguido por la medicina oficial, y esto teniendo en cuenta que los controles eran efectuados siempre por organismos oficiales.

Capítulo III
Conclusiones

Hemos visto hasta ahora que el cáncer se puede tratar de muchas maneras. Por los métodos convencionales, muy agresivos, y que basan su modo de aproximación a la enfermedad sobre tres principios: la cirugía, la quimioterapia, la radioterapia. Ocasionalmente, los oncólogos convencionales empiezan por la quimioterapia o la radioterapia. El principio sería reducir la masa tumoral de tal manera que luego sea más fácil intervenir quirúrgicamente. Este sistema es monolítico. Los pacientes son estudiados, analizados, sometidos a biopsias, y luego directamente pasados al quirófano o a los tratamientos de quimio o radioterapia. Nunca se les pide su opinión, nunca se les informa de que hay otras posibilidades, nunca se les dice que pueden renunciar o negarse a estos tratamientos.

No sólo esto. Se someten los pacientes a dosis de quimio y radioterapia elevadísimas. Si el paciente se siente muy mal después del tratamiento, el médico considerará que ha logrado su objetivo, y con aire de superioridad y de sabiduría infinita le dirá al paciente que se queja que todo es por su bien. Si el paciente no se siente mal después de las sesiones, se elevan las

75

dosis hasta conseguir que se sienta mal, que se le caiga el cabello, que se le caiga el alma.

Cuando un enfermo se niega a aceptar un tratamiento en el que no confía, un tratamiento que le llena de pavor, o simplemente prefiere buscar otras alternativas, los médicos se le echan encima, lo tratan de inculto, le auguran dolor y muerte, e intentan todas las presiones psicológicas directas e indirectas (a través de la familia) para reconducir la oveja descarriada hacia el redil de la medicina convencional, de la aquiescencia y aceptación de todo lo que quieran proponerle. ¿Qué digo, proponerle? Nadie propone nada, simplemente los médicos toman las decisiones, porque ellos saben, ellos pueden, ellos quieren.

Así como la medicina convencional es monolítica en sus planteamientos, y no admite ni siquiera estudiar posibilidades distintas a las suyas, la medicina alternativa actúa de manera muy distinta. O sería más correcto decir las medicinas alternativas. Como hemos visto, hay tantos sistemas como terapeutas, o dicho todavía mejor, hay tantos sistemas como enfermos, porque cada enfermo es diferente, cada enfermo ha llegado hasta ese punto por caminos distintos, desde antecedentes distintos, por causas, o combinaciones de causas, diferentes. Porque cada ser humano es único, y única es su enfermedad, sus necesidades, sus reacciones. Cada ser humano lleva dentro de sí una chispa divina, y ha de ser tratado con respeto y con compasión, no como una máquina a la que se le cambian las piezas a medida que van deteriorándose. *Cada ser humano es único.*

No somos robots, y de momento, que sepamos, (pero ¿sabemos?) no somos clones, somos individuos y la terapia que es buena para mí puede no serlo para mi vecino, y viceversa. Y en todo caso, y por más que

76

le pese al sistema, cada uno tiene el derecho de decidir por sí mismo hasta qué punto está dispuesto a llegar, hasta qué punto está dispuesto a luchar y sufrir, y cómo quiere afrontar su enfermedad. Nadie, ningún médico por más sabio que sea, puede decidir por el enfermo, ningún médico debería imponer tratamientos y decisiones sobre los mismos a ningún paciente. Ningún médico debería permitirse tratar con desprecio al paciente que rechaza un tratamiento, por las causas que sean, ya que para la persona afectada sus razones son las mejores, hasta que alguien le *explique y demuestre* que está equivocado.

Hemos visto cómo cada uno de los médicos presentados en este breve recorrido tiene un planteamiento diferente. Unos aplican sólo terapias alternativas, otros las combinan con terapias convencionales, pero muy suavizadas. Unos usan la fitoterapia y la dieta, otros usan más minerales y oligoelementos, otros aún usan una combinación de todo lo existente. Pero todos, todos, aplican la terapia de manera estudiada especialmente para aquel paciente.

También hemos podido observar como todos los terapeutas que hemos mencionado atribuyen una gran importancia a la dieta, a la eliminación o control del estrés, a la desintoxicación del organismo, al asesoramiento psicológico prestado a los pacientes, para que aprendan a descubrir cuáles han sido las causas que les han llevado hasta ese punto, y, conociéndolas, puedan evitarlas en el futuro, una vez recuperada la salud. Otro aspecto es la importancia atribuida a la *esperanza*. Como dice uno de los médicos reseñados, la esperanza es terapéutica y no existen falsas esperanzas. Si un enfermo espera con suficiente fuerza, con suficiente convencimiento y concentración, contra todo pronóstico, ese enfermo tiene muchas posibilidades de sanar. Porque, en última instancia, y por más que le pese a la medicina oficial, o a la alternativa si me apuran, ningún médico, ningún terapeuta, ningún sanador ha curado jamás a nadie: es el enfermo con su voluntad, su esperanza, su disciplina, el que finalmente producirá el *milagro* de la sanación. Y uso la palabra milagro con intención, pensando en aquellos enfermos desahuciados un día por la medicina oficial que consiguieron alcanzar la sanación y la salud gracias a su esfuerzo, a su voluntad, a su disciplina, y con la *ayuda* de un terapeuta inteligente.

SEGUNDA PARTE

CAPÍTULO IV

La técnica Clark.
La teoría de los parásitos

De todas las terapias naturales que hemos podido estudiar, la que más ha llamado nuestra atención es la de la Dra. Hulda R. Clark por los motivos que ella misma expone:

- porque es fruto de largos años de investigación;

- porque es una terapia que se puede aplicar a la mayoría de pacientes con todo tipo de enfermedades degenerativas;

- porque es asequible a la gran mayoría de niveles económicos;

- porque, según dice la Dra. Clark, si el enfermo sigue exactamente su sistema, terminará curándose rápidamente; y, por último,

- porque es aplicable también a enfermos terminales.

Causas de la enfermedad

La medicina convencional de nuestros días considera que cada tipo de cáncer o de enfermedad degenerativa tiene causas diversas, y además, que cuando se ha formado un tumor, sea éste benigno o maligno, sea linfoma, epitelioma, sarcoma o carcinoma, etc., es necesario destruirlo con quimioterapia, radioterapia o con cirugía, pues esa parte del cuerpo ya no puede regresar por sí sola a su estado normal.

La teoría que nos ocupa dice que todas, o la mayoría de las enfermedades degenerativas, tienen el mismo origen y por tanto todas se curarán de la misma forma, no siendo necesarias ni la quimioterapia, ni la radioterapia ni la cirugía, y que además los tejidos regresarán a su condición normal en un tiempo no muy largo.

El origen o la causa elemental de estos males es la presencia, en el cuerpo humano enfermo, de un parásito y de un contaminante químico (el alcohol isopropílico) al mismo tiempo.

Evidentemente, no es todo tan sencillo, pues se ha llegado a esta conclusión después de años de investigación que han permitido descubrir todos los factores que, estando presentes paralelamente a la causa elemental, hacen que se desarrolle la enfermedad.

El ser humano sano, normalmente, puede albergar en su cuerpo diversos tipos de bacterias, virus, hongos y otras especies de parásitos, pero los mantiene bajo control en el intestino de donde sólo pueden salir al exterior contenidos en las heces. Las cosas cambian cuando el cuerpo se contamina de productos químicos y/o metales pesados. El parásito típico se llama *Fasciolopsis buskii* y el contaminante típico se llama *alcohol isopropílico;* los estudiaremos por separado.

El *Fasciolopsis buskii*

El *Fasciolopsis* es un tipo de parásito con forma de hoja de árbol, de la especie Trematodo, y a veces se encuentra por contaminación en el intestino humano. Un parásito adulto es capaz de soltar millones de huevecillos, aproximadamente unos mil con cada movimiento peristáltico del intestino, y esto lo puede hacer durante muchos años. Para continuar su ciclo y volverse adultos, los huevecillos deben salir del cuerpo junto con las heces y ser depositados por ejemplo sobre la hierba o sobre las hojas de un estanque, pasar a un huésped, por ejemplo un caracol, y seguir sus cinco o seis fases de evolución: huevo => miracidio => esporocisto => redia => cercaria => metacercaria => adulto.

Todo esto sucede normalmente cuando el huevecillo sale del cuerpo. Si el adulto se queda en el intestino, lo más que puede producir será una colitis, un colon irritable, una enfermedad de Crohn, o nada, y de ahí no pasa. Desde luego éstas no son enfermedades sin importancia, pero no son tan graves como un cáncer u otra enfermedad degenerativa. El problema empieza cuando, por los motivos que veremos más adelante, los parásitos se salen de su hábitat «normal» y empiezan a colonizar otros órganos. ¿Cómo sucede esto?

Los huevecillos, dado su pequeño tamaño, tienen la posibilidad de traspasar físicamente la barrera de las paredes del intestino y recorrer otros órganos. Por otra parte, los movimientos peristálticos y las pequeñas lesiones que a veces tenemos en el intestino, hacen que los huevecillos microscópicos de estos parásitos pasen al torrente sanguíneo y viajen por el organismo. Vía circulación entérica y portal, llegarán al hígado, donde las células de Kupfer en condiciones normales los destruirán, de la misma manera como destruyen y eliminan todos los tóxicos y materiales indeseables o peligrosos que llegan a él. Por este motivo, por un hígado sano no puede pasar ningún parásito ni huevecillo, sino que todo es destruido y eliminado.

La Dra. Clark explica que las cosas cambian drásticamente cuando en el hígado está presente el alcohol isopropílico. La anatomía patológica a través de las biopsias demuestra que en el 100 % de los casos de cáncer de hígado se encuentra presente el parásito *Fasciolopsis buskii* + alcohol isopropílico. Sería demasiado aventurado pensar que esto es una casualidad: esta combinación de parásito + disolvente es la causa del cáncer.

El alcohol isopropílico

Es un disolvente derivado del petróleo, que se usa como antiséptico en los cosméticos, en los perfumes, en los jabones, en todos los productos para afeitarse, desodorantes, champús, geles de baño, lacas del pelo, colutorios bucales. Se usa también para esterilizar las tuberías de las máquinas para envasar productos alimenticios y como consecuencia, todos o casi todos los alimentos envasados lo contienen. También lo contienen los colorantes, aromatizantes y saborizantes artificiales.

Pero la legislación (nos referimos a la legislación

norteamericana, según informa la Dra. Clark) no regula el contenido de disolventes en los alimentos y menos en los productos corporales.

La Dra. Clark, licenciada en fisiología y biología con mención honorífica por la Universidad de Saskatchewan, Canadá, licenciada en biofísica y fisiología celular por la Universidad de Minnesota, y doctorada en fisiología por la misma universidad, analizó infinidad de alimentos envasados, incluidos los que aquí llamamos «biológicos», y todos estaban contaminados con alcohol isopropílico, con benceno o con tetracloruro de carbono. Analizó champús, alcohol de desinfectar, enjuagues bucales, cosméticos, productos de afeitar, para el pelo, café instantáneo, descafeinado, suplementos vitamínicos, azúcar blanco, jugos de frutas, cereales para el desayuno, incluidos los «naturales» o «biológicos», aguas minerales, medicinas con o sin receta, y refrescos envasados.

La autora en sus libros publica las fotografías de los productos contaminados, con las marcas bien a la vista, y todas son marcas muy conocidas en todo el mundo. Dice también: ¡TIRE ESTOS PRODUCTOS A LA BASURA! No se los regale a nadie, no perjudique a nadie.

Esto es el alcohol isopropílico, que también puede llamarse alcohol propílico, propanol, isopropanol, o alcohol de desinfección. Evidentemente estamos hablando de lo que pasa en Estados Unidos, pero nosotros hemos visto con nuestros propios ojos en una droguería común y corriente alcohol de desinfección que, además de contener un marcador para que no fuera apto para uso de boca, indicaba la presencia de alcohol isopropílico. Como si esta fuente de intoxicación exógena no fuese suficiente, existe también la fuente endógena, es decir, producida en el interior del cuerpo.

Existe una familia de bacterias llamada *Clostri-dium*, cuyas seis variedades colonizan el intestino y a veces también el esófago y el estómago. De esta mane-ra, algunas especies de esta bacteria producen en su metabolismo el ya conocido disolvente propílico y, cuantas más áreas del intestino invaden, más disolven-te producen.

Todavía no se sabe con seguridad si otros produc-tos químicos como la propamida, propacetamida, iso-propil galato, propionato de calcio, y otros, que son compuestos isopropílicos, pueden ser transformados en el organismo en alcohol isopropílico. Existiendo esta duda es más seguro desecharlos. Para mayor segu-ridad es mejor no usar ningún producto que contenga la fracción «..prop...» dentro de la palabra de la lista de ingredientes. Estos productos químicos han sido añadi-dos en los procesos de elaboración y cuando se intenta eliminarlos nunca desaparecen completamente.

La legislación norteamericana especifica las canti-dades residuales máximas aceptables, y lo indica en p.p.m. (partes por millón). Esto significa que, si la ley permite por ejemplo 50 p.p.m. estará permitiendo aproximadamente una gota de contaminante por litro. Seguramente, una gota en un litro de líquido consumi-do una vez en la vida no acarreará ninguna conse-cuencia, pero si por algún motivo el hígado no logra destruir esta química, y día tras día continuamos ingi-riendo química tóxica, finalmente los niveles en el hígado se volverán importantes y no podrán ser elimi-nados.

La ventaja es que, si se evita radicalmente la conta-minación de alcohol propílico, a los pocos días éste desaparecerá del cuerpo.

Antes de seguir adelante con este tema, es necesario aclarar que, de acuerdo con las conclusiones alcanzadas por la Dra. Clark, el cáncer es una enfermedad que se puede dividir en tres partes:

- la formación del tumor,
- la malignización, y
- la metástasis, o sea la diseminación del mismo a otras partes u órganos del cuerpo.

Para explicar la primera fase hay que recurrir a diferentes hipótesis, pues ningún tipo de medicina de nuestros días está en condiciones de dar una explicación definitiva y contrastable experimentalmente. Veamos algunas teorías de manera simplificada.

La medicina oficial

La medicina alopática dice que «el cáncer es causado en todos, o casi todos, los casos por mutación de genes celulares que controlan el crecimiento y la mitosis de la célula. Los genes mutados se llaman oncogenes y es necesario que haya por lo menos dos o más oncogenes diferentes para que la célula se vuelva cancerígena».[1]

Sabemos que el cuerpo está formando continuamente millones de células nuevas para sustituir a las que cada día mueren. El sistema de reproducción celular es extremadamente preciso y específico, sin embargo existen en el sistema unos genes llamados P.53 que se encargan, por así decirlo, del «control de calidad». Cada vez que aparece una célula defectuosa el P.53

---

1. A. Guyton: *Tratado de fisiología médica*, 7ª edición, Ed. Interamericana p. 38.

activa sus «ayudantes» y esta célula es destruida. Si esto no sucede por los motivos que sea, las células tumorales se van reproduciendo y acumulando y se manifiesta el tumor.

Para esta medicina existen tumores benignos y tumores malignos, o cánceres. Estos se pueden producir por varios factores externos, como:

- radiaciones ionizantes (Rx, gamma, UV, radioactivas, etc.);
- sustancias químicas carcinógenas (colorantes, conservantes, metales pesados, etc.);
- irritantes físicos;
- virus y parásitos varios;[2]
- tendencia hereditaria al cáncer.

Aún con todo esto la medicina alopática no puede explicar claramente cuál es la causa primera del cáncer.

La Medicina Tradicional China

Esta medicina milenaria dice que una célula normal se vuelve tumoral por «estancamiento de sangre», que provoca esta secuencia:

- célula normal;
- célula hiperplásica;
- adenoma Fase I;
- adenoma Fase II;
- carcinoma.

---

2. Farreras Rozman, *Medicina Interna*, Tomo 1. Ed. Marín, 1986.

Tampoco en este caso encontramos una explicación fehaciente de las causas del cáncer.

La teoría Clark

La Dra. Clark pone mucho énfasis en el hecho de que tumor y cáncer son dos patologías distintas, de tal modo que el conjunto será eliminado en dos fases distintas:

1) eliminar la malignidad del tumor, y
2) reducir el tumor hasta que éste desaparezca completamente y el enfermo recupere la salud.

Parece ser, dice la Dra. Clark, que los genes que controlan las mutaciones de las células, por varios motivos pierden su efectividad, permitiendo de este modo que se produzca el caos de crecimiento y se genere un tumor. El tumor quedará como tal hasta que no se instalen en él el parásito y el contaminante químico que constituyen la causa elemental. Cuando esto suceda, el tumor se hará maligno, o sea cáncer, y en una fase sucesiva sobrevendrá la metástasis.

Como podemos apreciar, nadie está en condiciones de explicar la verdadera causa profunda del cáncer, pero la Dra. Clark nos ofrece un procedimiento que, en muchos casos, (según ella afirma en todos, incluso los terminales) hace curar o desaparecer el cáncer.

Dice: «Dadme tres semanas y vuestro oncólogo anulará la operación para extirpar el cáncer».

Suponemos que si no fuese verdad sería una afirmación aventurada que podría acarrearle consecuencias graves. La explicación de todo el proceso para pasar de una célula sana a una cancerosa es bastante sencilla y complicada a la vez, porque intervienen gran cantidad de factores que deberán tenerse en cuenta en el momento de aplicar la terapia para la curación.

Enfermedades parasitarias con relación al clima

Algunas enfermedades parasitarias se deben al contacto directo de persona a persona (infecciones víricas de las vías respiratorias, viruela, peste neumónica y fiebre Q –producida por *rickettsias*–). Esta forma de transmisión no es rara para este tipo de enfermedades. La infección por oxiuros (enterobiasis), las enfermedades de transmisión sexual, la tuberculosis, etc., son un ejemplo de parasitosis transmitidas por contacto. Otras infecciones parasitarias llegan al hombre directamente con las excretas humanas (p.ej. amebiasis y giardiasis), mientras que otras llegan a través de los alimentos o del agua contaminada por heces, o precisan de huéspedes intermedios, vectores, o de un período de desarrollo en la tierra o el agua. Tanto la incidencia como la gravedad de las infecciones humanas están en proporción directa con el grado de higiene personal y colectiva, así como con la resistencia a los agentes patógenos a los cuales se expone el individuo.

No es sorprendente el hecho de que la mayoría de las enfermedades infecciosas sean particularmente comunes en climas cálidos y en el Oriente, lugares donde el hombre se esfuerza menos en desarrollar medidas sanitarias protectoras y es típica su menor resistencia a los órganos invasores.

Introducción de las enfermedades parasitarias
por las migraciones humanas

Las migraciones de las poblaciones humanas han contribuido en gran parte al desarrollo de parásitos animales en nuevas regiones. Hay pruebas que indican que la fiebre amarilla, el dengue, el paludismo falcíparo, la infección por la tenia de los peces, la uncinariasis producida por el *Necator americanus*, la esquistosomiasis mansoni, la filariasis de Bancroft y otros tipo de filariasis y la dracunculosis fueron introducidas en el hemisferio occidental por los colonizadores blancos y sus esclavos traídos de Africa. Lo mismo sucedió con el tifus exantemático, la lepra, la viruela, el sarampión, la parotiditis epidémica, la sífilis, la frambesia, y probablemente la gripe. (Scott 1943, Marr, 1982).

Cuando el clima, los huéspedes intermedios necesarios, y las costumbres populares eran favorables, estas enfermedades se establecían en el nuevo ambiente. Por el contrario, es probable que la «nigua», (*Tunga penetrans)* fuese originalmente propia de las zonas cálidas del hemisferio occidental y haya sido llevada a Africa, donde actualmente es un parásito cutáneo que reviste características de mayor importancia que en su lugar de origen.

La enfermedad de Carrión, producida por *Bartonella bacilliformis,* y la infección con la mosca zumbadora *Dermatobia hominis,* existían ya probablemente en América antes del primer viaje de Colón.

Aunque la uncinaria *Ancylostoma duodenale* sólo existía en principio en la zona templada septentrional, y el *Necator americanus* en el cinturón tropical del hemisferio oriental, las migraciones de norte a sur y viceversa, en particular desde China y el norte de la India al Archipiélago Malayo, han hecho que se mezclen ambas especies de uncinarias tanto en las poblaciones indígenas como en las de los inmigrantes.

Además de las migraciones pacíficas de los pueblos, las guerras y las conquistas han contribuido en gran medida a modificar la distribución geográfica y la epidemiología de las enfermedades de la especie humana. La viruela, el tifus, la peste y la sífilis han tenido efectos importantes sobre el desarrollo social y económico de las naciones.[3]

Sin llegar a verdaderas migraciones de poblaciones enteras, no hemos de olvidar que la facilidad que tenemos hoy día para viajar a países lejanos, sin la preparación suficiente ni el suficiente sentido de responsabilidad (hacia los demás y hacia nosotros mismos), ha hecho que no sea difícil encontrarse con una enfermedad tropical en cualquier pueblo del país, no digamos ya de las grandes ciudades.

Antes de seguir adelante, hay que decir que la Dra. Clark ha desarrollado un aparato electrónico que ha llamado Syncrometer® y que sirve para detectar en el cuerpo la presencia de parásitos, virus, bacterias, hongos, productos químicos, marcadores tumorales, etc. Como ya hemos dicho, tampoco ella puede explicarnos con claridad el motivo del desarrollo de un cáncer, sin embargo, usando su Sincrómetro, ha analizado infinidad de tumores y ha observado que en todos se encuentra la presencia de unos factores comunes y la ausencia de otros.

Para ella ha sido fácil deducir que si un órgano canceroso tiene factores extraños o antinaturales, será suficiente eliminarlos y el tumor desaparecerá. Pero veamos qué es lo que ha encontrado en los tumores analizados, o, en general, en los cuerpos enfermos de cáncer:

---

3. *Parasitología clínica*, varios autores, SALVAT Editores.

- los *Ascaris*;
- el cobre;
- los hongos: la **Aflatoxina B** y la **Patulina**;
- las bacterias;
- el cobalto;
- el vanadio;
- el ácido malónico.

Los Ascaris

Estos parásitos controlan el ciclo de Krebs con consecuencias importantes para el organismo, y además, en un cuerpo enfermo de cáncer, destruyen la vitamina C, quitándole un átomo de hidrógeno, o sea oxidándola. Cuando los *Ascaris* desaparecen del cuerpo, la vitamina C reaparece rápidamente en su forma útil, o sea con capacidad reductora. Los *Ascaris* además son portadores de varias bacterias, como el *Ryzobium leguminosarum,* el *Mycobacterium avium,* el *M. intracellulare.* En presencia de este parásito se detecta también el 20-*Metil-cloranteno*, que parece ser el agente carcinógeno más poderoso jamás descubierto.

La Dra. Clark está convencida de que los *Ascaris* y las fases evolutivas del *Fasciolopsis* son los indicadores de los tumores humanos. El caso *Ascaris* es algo complejo y lo volveremos a estudiar más adelante.

El cobre

Cada vez que analizamos un tumor, dice, el Sincrómetro detectará la presencia de cobre metálico, o inorgánico. Este metal reduce fuertemente el nivel de hierro sérico, lo que conduce a la destrucción del sistema inmunitario, del sistema de fabricación de hematíes, y del metabolismo energético. Es la destrucción de la vida.

Ya se había notado en medicina de investigación del cáncer la presencia de cobre en los tumores y se pensaba que era una consecuencia del cáncer. Según la Dra. Clark, es justamente lo contrario, o sea que la presencia de cobre favorece el cáncer y se puede demostrar fácilmente, pues al eliminar la ingesta de cobre metálico (por ejemplo el que se ingiere con el agua proveniente de tuberías de cobre), su nivel en un cuerpo canceroso baja rápidamente.

El cobre metálico tiene mucha afinidad con el azufre y los compuestos sulfurados, como el glutatione, la cisteína, la taurina y la metionina: de esta manera este metal roba el azufre que debería estar combinado con el hierro en nuestros órganos y causa los problemas antes mencionados. El cobre, como decíamos, entra en el organismo proveniente del agua de las tuberías de cobre y de algunos empastes dentales metálicos o plásticos. El remedio es simple, pues es suficiente no beber el agua que fluye en tuberías de este metal y cambiar los empastes por otros no contaminados. Además, al bajar el nivel de cobre se inhibe también la proliferación de hongos.

Los hongos

Los hongos generan productos tóxicos llamados micotoxinas, y cuando se analiza un tumor se encuentran sistemáticamente Aflatoxinas y Patulina que no son otra cosa que micotoxinas.

La Aflatoxina B

Es un producto tóxico altamente cancerígeno que llega al hígado proveniente de la ingesta de alimentos que contienen mohos, mohos que no son visibles a simple vista ni detectables por el gusto. Curiosamente, cada vez que el análisis revela la presencia de alcohol isopropílico en el cuerpo, encontramos también Aflatoxina B. La explicación puede ser que la Aflatoxina B inhibe la metabolización del alcohol isopropílico y su posterior eliminación, aunque podría darse también el caso contrario; lo cierto es que si se deja de ingerir alimentos con mohos (aunque sean invisibles), el nivel de aflatoxina baja rápidamente a cero, dándole al hígado la posibilidad de metabolizar el alcohol isopropílico.

Los alimentos que clásicamente contienen mohos son: las cervezas, el pan de más de dos o tres días, la fruta muy madura, los cereales y los frutos secos. Sin embargo, alimentos muy mohosos, como los quesos azules, no presentan trazas de Aflatoxina B.

La Aflatoxina B es producida por un hongo del género *Aspergillus* e inhibe la replicación y trancripción del ADN. La Aflatoxina B causa ictericia y cáncer de hígado.

La Patulina

También es una micotoxina carcinógena y está siempre presente en los tumores, pero sobre todo en las glándulas paratiroides, inhibiendo así la capacidad del organismo de defenderse de éstos. Es producida por los hongos *Penicillium* y la podemos encontrar fácilmente en las magulladuras de la fruta maltratada, junto con la Aflatoxina. Es curioso notar cómo la Patulina es utilizada en la medicina convencional como antibiótico.

Una característica de las micotoxinas, en especial la Patulina, es que al estar presentes en las paratiroides, inhiben la capacidad de éstas de producir un Factor de Necrosis Tumoral (FNT). Todos los enfermos de cáncer carecen de FNT, todas las personas sanas lo tienen.

Al parecer, la presencia de la Patulina en las paratiroides hace desaparecer el FNT, pero al desaparecer la Patulina como consecuencia del tratamiento reaparece el FNT. No hay duda de que la Patulina juega un papel importante en la carcinogénesis. Ya veremos más adelante cómo eliminar todas las causas de generación de tumores.

Las bacterias

Las bacterias también juegan un papel muy importante en el desarrollo de los tumores, porque además de toda una serie de efectos dañinos para el organismo, tienen la característica de abastecer a las células de abundante ADN. El ADN de producción normal en un cuerpo sano no es detectable con el Sincrómetro, pero es detectable en todos los casos en que se analiza un tumor, o sea que el ADN de un cuerpo sano está escondido en el núcleo celular, mientras que en presencia de un tumor está fuera de lugar y de control.

Del gran número de bacterias que existen, unas pocas especies están en condiciones de fabricar ADN utilizando la vitamina B12 como lo hace el cuerpo humano. Las especies *Clostridium, Rhizobium* y *Lactobacillus,* y tal vez alguna otra todavía no detectada, son las responsables de la producción normal de ADN a partir del ARN.

Las bacterias además están o pueden estar infectadas por virus. Cuando éstas penetran en la membrana celular, los virus atacan libremente el ADN de la célula huésped y participan activamente en agravar el problema.

Podemos pues considerar que, cuando el Sincrómetro detecta ADN, existe un crecimiento tumoral. De todas estas bacterias, la especie *Clostridium* es de las más difíciles de eliminar y de las más perjudiciales. Además de modificar el ADN, produce alcohol isopropílico y se esconde sobre todo en los dientes con empastes, coronas, cápsulas, etc. y coloniza el intestino y, a veces, también el estómago y el esófago.

Esta bacteria, que es posible eliminar con dosis diarias de 1500 mg de hidrocloruro de betaína o con yodo cuando está presente en los dientes, posteriormente se propaga también a otras partes del cuerpo cómo los pechos, pulmones..., por este motivo, un enfermo de cáncer debe extraer todos los dientes muertos, los que tienen grandes empastes de amalgama o de plástico, las coronas y cualquier arreglo metálico de la boca.

Después de la extracción es necesaria una limpieza profunda, porque en lo más hondo de la herida se esconden los *Clostridium*, los *Streptococcus* y los *Stafilococcus*.

La presencia del *Clostridium* genera mal olor de boca y éste sirve para su detección rápida y segura. Una vez eliminada esta bacteria del cuerpo, cosa no fácil, hay que evitar reinfectarse.

Los alimentos deben estar bien cocinados. La leche fresca o pasteurizada debe hervirse con un pellizco de sal, de modo que aumente la temperatura de ebullición. La pasteurización NO ES SUFICIENTE. En su lugar se puede usar leche esterilizada (UHT).

Los aminoácidos ornitina y arginina en cápsulas de 500 mg ayudan en la eliminación de esta bacteria.

El cobalto

El cobalto inorgánico, o sea en estado metálico, también es tóxico y tiene la característica de inhibir la utilización del oxígeno en el cuerpo, y esto, cómo se descubrió hace tiempo, favorece la formación de tumores.

Otro efecto del cobalto es el desequilibrio en la producción de proteínas plasmáticas en el hígado, lo que puede conducir por ejemplo a altos niveles de albúmina y bajos niveles de globulinas, o a la formación de mieloma múltiple y otras enfermedades.

Los efectos tóxicos del cobalto alcanzan también al corazón. La medicina oficial lo sabe desde hace décadas y ha prohibido su uso farmacológico casi totalmente. Sin embargo, este metal ha reaparecido gradualmente, y ahora lo podemos encontrar en los detergentes para lavadoras (granitos azules), para platos, en los empastes dentales, en el plástico de las dentaduras, en los enjuagues bucales, y otros. Así, día tras día, estamos introduciendo y acumulando en el organismo pequeñas cantidades de cobalto sin saberlo.

Si eliminásemos la presencia de metales y plásticos de nuestras vidas, en sólo tres días el equilibrio de proteínas plasmáticas en el organismo estaría restablecido.

El vanadio

Este metal, también inorgánico, hace que el recuento de hematies se dispare a niveles muy altos. En el hígado produce el efecto contrario del cobalto y conduce a la formación de edema generalizado. Se podría pensar entonces que la presencia de cobalto y vanadio simultáneamente, al generar cada uno efectos contrarios, produciría un equilibrio, pero no es así. En realidad se producen los dos efectos negativos al mismo tiempo. Además, al combinarse con el ácido nucleico forma compuestos «vanadil...» que inhiben el funcionamiento del gen P.53 y conducen al desarrollo de los tumores.

La contaminación por vanadio puede provenir de los gases de escape del coche o del calentador de gas del agua, o del horno de gas, o de una fuga de gas en la cocina, de una fuga de refrigerante de la nevera, o inclusive de alguna vela aunque no esté encendida.

Cuando se elimina la entrada de vanadio en el cuerpo, evitando de respirar el aire contaminado y la presencia en la boca de sustancias artificiales, el Sincrómetro deja de detectarlo.

El ácido malónico (la familia «M»)

En la familia «M» hay varios componentes y todos dañinos para el organismo. Los veremos uno por uno.

El ácido malónico

Es otro tóxico. Ya hace 100 años que se sabe que su presencia inhibe en el cuerpo la función del oxígeno, (lo mismo que el cobalto) y favorece la formación de

97

tumores. Este ácido es producido por las distintas fases de los trematodos, sale de los dientes de plástico, y es contenido en algunos alimentos comunes.

Siempre que en el organismo haya fases de trematodos en evolución, se detecta la presencia de ácido malónico. Éste bloquea el ciclo de Krebs por el cual se genera energía en las células, y este bloqueo conduce a la formación de tumores. Las fases de parásitos también son portadoras de bacterias fungoides como los *Streptomices*. Cuando esta bacteria se encuentra en un órgano determinado, el Sincrómetro detecta la ausencia de ARN, mientras que en una célula sana este ácido se produce constantemente.

El ácido malónico se halla sólo en productos vegetales, nunca se encuentra en estado libre en animales o humanos sanos. En estos sólo se encuentra el Malonil-Coenzima A. El ácido malónico es un potente inhibidor del metabolismo, un inhibidor del uso del oxígeno y un reductor del glutatione, disminuyendo así la inmunidad de la persona afectada.

Es por lo tanto necesario ser muy cuidadosos y evitar de ingerir alimentos que contengan este ácido. Por suerte no muchos alimentos se encuentran en estas condiciones. Son aproximadamente una treintena, de los cuales expondremos los más comunes. Vea la lista a continuación y, si está enfermo, evite de consumirlos:

– brotes de alfalfa	– calabacín verde
– albaricoque	– judías secas menos la judía pinta
– olivas negras enlatadas,	– brécol
	– zanahorias
– chocolate	– jengibre (piel de la raíz)
– mermelada de uva	– lima
– mango	– algas nori
– cebolla roja	– todo tipo de naranja

- papaya mejicana
- fruto de la pasión
- rábano
- salsa tamari
- nabo

- chirivía
- caqui
- la piel roja del cacahuete
- tomate
- el verde de trigo

Hemos visto hasta ahora el gran perjuicio que este ácido puede hacerle al organismo: de aquí la urgencia de metabolizarlo y excretarlo. El proceso se llama metilación y requiere sobre todo vitamina B12 y ácido fólico, además de otros nutrientes. Así las cosas, la conducta más inteligente no es cómo metabolizarlo rápidamente, sino evitar de ingerirlo, manteniendo así un organismo capaz de defenderse de cualquier ataque.

Evitando consumir estos alimentos, pronto se notará cómo la salud general va mejorando, se observará un aumento de la temperatura corporal y una normalización del peso.

Los efectos del ácido malónico sobre el organismo, que hemos mencionado, son sólo unos pocos de los cerca de 60 que la Dra. Clark ha descubierto a lo largo de su investigación.

El ácido maleico

Este es otro miembro de la familia «M» que se halla especialmente en los productos que utiliza el dentista, tales como: el material para empastes, adhesivos, aglutinantes, imprimadores, polimerizantes, etc., y se encuentra en buena compañía de otros contaminantes carcinógenos como cobre, cobalto, vanadio, ácido malónico, uretano, colorante rojo azoico nitrogenado o bisfenol-A. El colorante rojo azoico nitrogenado también se le llama Sudan 4 y es un carcinógeno muy potente.

Malonato, anhídrido maleico, ácido D-málico

Estos son el resto de la familia «M» y son tan tóxicos como los primeros, se transforman unos en otros y finalmente la salud del organismo paga las consecuencias. Hasta que no se eliminen todos del cuerpo, la salud no volverá. Falta más investigación sobre estos ácidos.

PARÁSITOS

Los Ascaris

Este parásito nematodo tiene forma de gusano cilíndrico y puede causar enfermedades tan variadas como eccema, ataques epilépticos, esquizofrenia, depresión, asma y alteraciones en el VCM (volumen corpuscular medio), dependiendo del cuerpo que lo hospeda y del órgano que coloniza. Tanto humanos como animales pueden albergar los *Ascaris,* cada cual su especie propia, aunque pueden pasar de un animal a un ser humano. De esta manera muy frecuentemente el *Ascaris* del perro o del gato pasa al ser humano.

Los *Ascaris* adultos mueren con el tratamiento fitoterápico Clark u otro y con las aplicaciones de corrientes por medio del *Zapper*, como veremos, pero los huevos contenidos en el cuerpo del gusano quedan vivos, protegidos por varias membranas, y al día siguiente salen al medio que los hospeda y 24 horas más tarde el cuerpo está nuevamente infestado. Para agravar la situación, los huevos de *Ascaris* son portadores, como se ha visto, de bacterias y virus *Rhizobium leguminosarum, Mycobaterium avium, M. intracellulare* y el *Adenovirus* que causarán abundantes molestias.

La Dra. Clark descubrió que el ozono y la L-cisteína tienen la propiedad de penetrar todas las membranas de los *Ascaris*. De esta manera también los huevecillos quedarán destruidos. Hay un tratamiento de limpieza profunda, especial para eliminar larvas de *helmintos* y huevos de *Ascaris*.

El programa dura tres semanas durante las cuales el enfermo tomará 3 cucharadas diarias de aceite de oliva ozonizado, por ejemplo en la ensalada o verdura cocida, además de 2 cápsulas tres veces al día de L-cisteína de 500 mg.

Después de seguir este programa de tres semanas, existe la posibilidad de que queden todavía en el organismo tanto algunas larvas como los huevos que queríamos eliminar. Estos pueden esconderse en los cálculos del hígado y de la vesícula biliar. El último recurso consiste en una limpieza de hígado con aceite ozonizado, como ampliaremos más adelante.

Frecuentemente los *Ascaris* se presentan en compañía de *Bacteroides fragilis* y *Coxsackie virus*, pero éstos desaparecen junto con los *Ascaris*.

Echinococcus granulosus (o tenia del perro) y *E. multilocularis*

Hay algunos helmintos, como los que se mencionan, que contienen larvas que a su vez contienen otras larvas y que todavía pueden contener a su vez otras larvas. Estas últimas se llaman arenillas hidatídicas y no se podrían exterminar sin la ayuda del aceite ozonizado y la L-cisteína. Las larvas de las tres generaciones son portadoras de la bacteria *Streptomices* (bacteria gram-positiva aerobia) que utiliza los ácidos nucléicos adenina e hipoxantina, transforma los nitratos en nitritos hasta formar compuestos nitrosos que son mutágenos. Forman también una proteasa poderosa que puede destruir los tejidos, inhibe la producción celular de proteínas, transforma la urea en amoníaco (justamente lo contrario de lo que debería suceder), tiene una fuerte acción inmunosupresora en los linfocitos T. Su acción en el cuerpo humano es muy dañina. Como se ha dicho anteriormente, es posible eliminar estos parásitos completamente con aceite ozonizado y L-cisteína.

Posteriormente describiremos el ozonizador y la forma de ozonizar el aceite.

Como se forma el tumor

Ahora que hemos visto buena parte de los factores que colaboran en la formación y/o desarrollo de los tumores, ya tenemos la posibilidad de estudiar todo el proceso. Es necesario admitir o aceptar dos situaciones que se están produciendo en la vida moderna a partir aproximadamente del principio del siglo XX que acaba de terminar:

1°) La alimentación humana se ha ido llenando progresivamente de microcontaminantes derivados del petróleo por una parte, y metales, metales pesados y contaminantes químicos por otra. De todo el parque de contaminantes mencionemos:

- el alcohol isopropílico en todas sus formas,
- el benceno en todas sus formas,
- el tetracloruro de carbono,
- el tolueno, el xileno, etc.,
- el cobre, el cobalto, el vanadio, el mercurio, el oro, la plata,
- el amianto y la fibra de vidrio,
- los lantánidos (o tierras raras).

2º) El ser humano está ahora fuertemente infestado por gran variedad de parásitos, unos más dañinos y otros menos, como el *Fasciolopsis buskii,* el *Euritrema pancreaticum,* el *Clonorchis sinensis,* los *Ascaris,* etc. Sería muy largo dar una lista completa. Pues bien, tomando en cuenta estos dos factores, la vía hacia el cáncer está abierta:

- por ingestión llegan al hígado Patulina y Aflatoxinas que inhiben su capacidad de metabolizar el alcohol isopropílico. Éste a su vez es potenciado por el *Clostridium* (alojado en dientes e intestino); hacen su aparición los *Ascaris* (o tal vez ya estaban presentes), que contribuyen a la producción de carcinógenos.

- llegados a este punto, el Sincrómetro ya detecta en el organismo la GCH (Gonadotropina Coriónica Humana), que es un marcador tumoral. El enfermo ya se encuentra en estado precanceroso y se detecta la carencia de FNT.

- el siguiente paso es que del intestino se escape el *Fasciolopsis buskii* y encuentre su camino hacia el hígado, atraído por el alcohol isopropílico allí acumulado.

– aquí el parásito empezará a depositar huevos, éstos empezarán a crecer y a diseminarse por el cuerpo. Empezará una evolución siguiendo los pasos ya descritos anteriormente, aparecerá el OFT (orto-fosfo-tiroseno) que es el Factor de Crecimiento Tumoral (FCT) producido al parecer por las mismas fases para su propio crecimiento. También las células huéspedes tumorales, donde se han instalado las fases, obedecerán al FCT y el tumor se volverá maligno. **Es el cáncer**.

El drama ha empezado. Pero no es todo, pues el *Fasciolopsis* adulto se encuentra en el hígado, pero sus huevos en fase de evolución están o pueden estar lejos, donde las condiciones propicias para su desarrollo les hayan permitido alojarse. Allí también habrá FCT y allí también se desarrollará un cáncer. **Es la metástasis**.

El médico convencional, ante un panorama de este tipo, con metástasis, si se encuentra con el enfermo en el quirófano, lo único que puede hacer es limitarse a cerrar, suturar y predecir x meses de vida.

¿Podemos conformarnos con eso? La Dra. Clark dice que no. Al contrario, dice:

«Dadme tres semanas de tiempo y el oncólogo cancelará la operación».

Si es cierto que la causa del cáncer es un parásito y uno o más contaminantes químicos, y si resulta fácil eliminar un parásito, probemos a eliminar, naturalmente con remedios naturales, el dichoso parásito, a ver qué sucede.

La Dra. Clark hizo la prueba, y al eliminar el intruso, el cáncer se detuvo, desapareció la GCH y el OFT, marcadores tumorales, se acabó la malignidad dejando, eso sí, el tumor donde estaba. A continuación probó a eliminar del cuerpo todos los contaminantes químicos y los metales pesados, y el tumor se redujo hasta desaparecer. Había eliminado el cáncer con unos remedios fitoterapéuticos, al alcance de todos, y con unas nuevas normas de vida.

He aquí, pues, el tratamiento que indica la Dra. Clark para curar el cáncer:

— en primer lugar hemos de eliminar del organismo todo tipo de ser viviente de la especie bacteria, virus, hongo o parásito, y para esto tenemos dos caminos: la vía química de síntesis y la vía natural de la fitoterapia.

Los productos de síntesis, que cualquier médico puede recetar, son productos químicos que además de eliminar parásitos producen efectos secundarios siempre indeseables, pues son productos antinaturales que en la mayor parte de los casos dañan el organismo que los recibe. Hay que anotar además que cada fármaco de síntesis elimina sólo algunos tipos de parásitos, y si consideramos que normalmente un individuo puede hospedar una docena o más de parásitos diferentes, sería necesario tomar varios fármacos al mismo tiempo, y como consecuencia soportar una acumulación de efectos secundarios indeseables.

Por curiosidad, transcribiremos los efectos secundarios de un común vermífugo escogido al azar, sacado del Vademecum Internacional.

Escojamos el SUFIL 500® (Lab. Elfar-Drag) que se prescribe normalmente para eliminar *Oxiuros, Ascaris, Trichuris, Anchylostoma y quistes hidatídicos.*

Efectos secundarios: «dolor abdominal severo, náuseas y/o vómitos, vértigo, dolor de cabeza, fiebre, eosinofilia, dermatitits exfoliativa y/o prurito, pérdida de cabello, elevación de SGOT, SGPT y fosfatasa alcalina séricas, anemia, granulocitopenia, neutropenia y/o leucopenia, glomerulonefritis, disminución de la concentración de hemoglobina sérica. Durante el tratamiento pueden observarse ruptura espontánea de quistes con shock anafiláctico, infección de quistes o septicemia, bloqueo de los conductos biliares, neumotórax, hemoptisis, abscesos pulmonares, etc.».

Al igual que este remedio, los demás fármacos convencionales tienen más o menos efectos secundarios. Claramente estos efectos dependen de las dosis, de la persona y de su estado en ese preciso momento, pero vistos los riesgos no se pueden recomendar productos como éstos con la consciencia tranquila, y menos dos o tres o cuatro productos diferentes. No hay que olvidar además que estos medicamentos no se pueden administrar durante el embarazo por eventual teratogenicidad. Pero si queremos librarnos de la enfermedad, claramente habrá que hacer algo:

- eliminar los parásitos en todas sus fases, las bacterias, los virus, los hongos.
- evitar rigurosamente de contaminar nuestro cuerpo con alcohol isopropílico, contaminantes químicos varios y metales pesados.
- eliminar del cuerpo: metales pesados ya existentes y tóxicos comunes, y adoptar una forma de vida sana incluyendo hábitos dietéticos correctos.

Antes de exponer el sistema de la Dra. Clark para eliminar parásitos y contaminantes, incluiremos unos datos de interés general.

Si tenemos en cuenta que los remedios antiparasitarios que ofrece la farmacopea moderna son poco eficaces, hay que considerar también que tienen una lista interminable de efectos secundarios graves, se prohibe su administración durante el embarazo, deben tenerse alejados de los niños, etc. El panorama no es alentador. Hay que recordar que hace no más de 50 años la gente todavía tenía la costumbre de tomar purgas periódicas (sea con aceite de ricino, sea con sales de magnesio, sea con otros medios). También se purgaban los niños. Esta era una buena manera de eliminar los parásitos más comunes, además de limpiar el organismo de una serie de tóxicos que se iban acumulando. Ahora, en el siglo XXI, esta costumbre se ha perdido y la humanidad, por éste y otros motivos de la misma índole, tiene el cuerpo lleno de parásitos y de productos químicos indeseables. Como consecuencia esta humanidad tan moderna está cada vez más enferma, aunque la esperanza de vida esté aumentando y las instituciones encargadas de estas tareas digan lo contrario.

Y es que la humanidad, en su mayoría, tiene los ojos cerrados y no ve o no quiere ver que esta Naturaleza, que tanto estamos maltratando, nos ofrece remedios, naturales precisamente, sin efectos secundarios, que nos liberan en pocos días de todo tipo de parásitos. Los remedios a los que nos referimos, a base de plantas medicinales, no tienen contraindicaciones, se pueden suministrar indistintamente a embarazadas y niños, adultos y ancianos, enfermos graves y terminales, con muy poca variación en la posología y poco peso para la economía.

El método natural

Entre todos los remedios que la naturaleza ofrece, la Dra. Clark ha escogido tres, (como diría la farmacopea, «de amplio espectro»), a base de nogal negro, artemisia y clavo, que ella ha comercializado con los siguientes nombres:

- *Black walnut tincture extra strength,*
- *Wormwood caps,* y
- *Clove caps.*

Estos tres productos tomados juntos eliminarán rápidamente más de 100 parásitos diferentes, sin efectos secundarios, sin tan sólo un dolor de cabeza, ni vómitos, ni diarreas ni nada que se les parezca.

- el *Black walnut* es una tintura hecha a base de la cáscara exterior de las nueces del nogal americano. Si se dispone de nogales de la especie *Juglans nigra,* que es el nogal americano, se puede también preparar en casa.

- el *Wormwood* es *Artemisia absinthium* molida y encapsulada. Debe ser encapsulada porque es tan sumamente amarga que es imposible tragarla. Se puede plantar en el jardín de casa.

- el *Clove* es el común clavo de olor, especia que frecuentemente se usa en la cocina y también en la farmacopea convencional. El clavo debe ser recién molido y encapsulado. Es prácticamente imposible tomarlo suelto por el sabor tan fuerte que tiene.

108

– *el Black walnut* y el *Wormwood* eliminan el parásito adulto y sus fases de evolución.

– el *Clove* elimina casi todos los huevos de los parásitos menos los que están protegidos por 2, 3 o 4 membranas, como los de *Ascaris* y los de *Echinococcus.*

Para un tratamiento completo de desparasitización se necesitan:

– 30 ml de *Black walnut*,
– 100 cápsulas de *Wormwood* de 300 mg
– 100 cápsulas de *Clove* de 500mg.
– 50 cápsulas de L-ornitina

Las cápsulas de L-ornitina completan el tratamiento, y sirven para eliminar (*quelar)* el amoníaco producido por los parásitos como desecho. El amoníaco que, vía circulación sanguínea, se concentra preferentemente en el cerebro, produce a corto plazo nerviosismo e insomnio. A largo plazo produce problemas neurológicos serios como una encefalopatía similar a la encefalopatía hepática cuando existe una insuficiencia hepática.

La L-ornitina es un aminoácido y se toma por la noche antes de acostarse, pues es relajante. En el caso de que fuese necesario seguir el tratamiento durante el día, habría que sustituir la L-ornitina por L-arginina, otro aminoácido que es estimulante y más apropiado para las horas de actividad.

Estos dos aminoácidos no son somníferos, simplemente metabolizan el amoníaco para su eliminación por orina y no crean adicción.

Hasta ahora se ha cumplido el primer paso, o sea se ha matado el parásito y sus fases de evolución, pero pueden quedar huevos de *Ascaris* o de *Echinococcus*. Recordemos que con unas cucharadas de aceite de oliva ozonizado y cápsulas de L-cisteína eliminaremos también los huevos más escondidos, menos los que puedan encontrarse en los cálculos hepáticos y/o biliares. Éstos se eliminarán en la fase final del tratamiento cuando se llevará a cabo la limpieza de hígado con aceite ozonizado. Ya veremos esta parte más adelante.

Cumplida la primera fase del tratamiento, pasaremos a la fase número 2.

Eliminado el parásito, sus huevos y sus fases de evolución, nos falta el segundo componente de la causa elemental: el alcohol isopropílico. Ya hemos hablado anteriormente de este disolvente, sin embargo es tan importante su eliminación del cuerpo humano que es conveniente hablar de él una vez más.

Capítulo V

Eliminación de contaminantes químicos y metales pesados

Para un enfermo de cáncer o de otra enfermedad degenerativa, no es suficiente eliminar de su organismo los parásitos: una vez hecho esto, el cáncer ha desaparecido, la malignidad ha desaparecido, ya no habrá metástasis, pero todavía queda el tumor y éste desaparecerá sólo después de que el cuerpo haya sido limpiado por dentro y por fuera. Cuando toda la parafernalia de productos y contaminantes químicos haya sido eliminada del cuerpo y del ambiente que lo rodea, la homeostasis recobrará su función y el tumor empezará a reducirse hasta desaparecer.

La homeostasis es esa fuerza secreta, podríamos llamarla milagrosa o mágica, que hace que todo organismo enfermo tienda a recobrar su estado normal de salud si se quitan drásticamente todas las barreras que se lo impiden. Por esto, una vez eliminada la primera barrera, los parásitos y el alcohol isopropílico, iremos a por la segunda, o sea el resto de contaminantes químicos, metales pesados y otros que iremos estudiando.

La vida moderna está profundamente relacionada con, y penetrada de productos químicos, incluyendo todo lo «natural», lo «bio», lo «light». Todo, absolutamente todo. El ser humano, por codicia, es capaz de contaminarlo todo, y por pereza o ignorancia es incapaz de rechazar lo contaminado aunque su salud esté en peligro.

Contaminados están el aire, el agua (mares, ríos, aguas potables), la tierra, los alimentos, la ropa y el calzado, los muebles de casa, los vehículos, los productos de cuidado personal, todo. ¿Cómo podemos pues no sorprendernos de que la humanidad esté cada día más enferma? Todo este entorno de grave contaminación hace la tarea de recuperación (léase limpieza) de un enfermo bastante difícil, pues si quiere limpiar todo su entorno, deberá realizar un cambio de vida radical que incluya la alimentación, las costumbres y, a veces, hasta el ambiente de trabajo y la vivienda.

Casualmente el alcohol isopropílico en todas sus formas no es considerado oficialmente un cancerígeno. Por esto todos los productos que lo contienen lo especifican en sus etiquetas. Aprovecharemos esta situación para desechar o rechazar (o tirar a la basura, si ya están en casa) todos los productos que contengan este disolvente o alguno de la misma familia: alcohol propílico, alcohol isopropílico, propanol, isopropanol, y todo producto desconocido que contenga «...prop...» en su nombre.

La Dra. Clark insiste: «NO LOS ACEPTE, SI YA LOS TIENE EN CASA, TÍRELOS A LA BASURA, no los regale, (no le haga daño a nadie), ni tampoco los guarde en casa. Más vale tirar a la basura unos pocos dólares que jugarse la vida de un enfermo». Recuerde, dice, que el 100% de los enfermos de cáncer tienen ese disolvente en el cuerpo y en los órganos afectados. Las personas sanas no lo tienen. Muchos productos de cuidado personal contienen este disolvente: cosméticos, champús, sprays del pelo, espumas, lociones, productos para afeitarse, enjuagues bucales, desodorantes, alcohol de desinfección, etc. Estos productos contienen altas concentraciones del disolvente porque forma parte de la fórmula misma, pero lo encontramos también en los alimentos empaquetados, embotellados, enlatados. Los alimentos están contaminados por disolventes a causa de los colorantes, aromatizantes y saborizantes artificiales. En los alimentos encontramos la llamada microcontaminación que, además de los colorantes, aromatizantes y saborizantes, proviene de los residuos de la esterilización de las máquinas procesadoras de los alimentos mismos.

Así las cosas, los encontramos en los *cornflakes* (cereales para el desayuno), las bebidas embotelladas (también en las de mayor venta en el mundo), el café, los descafeinados, el azúcar blanco, los suplementos vitamínicos, los extractos de hierbas, los zumos de frutas, la leche, el agua embotellada «pura de manantial»... y toda una larga lista. Prescinda de todos los productos contaminados, sustitúyalos por marcas limpias, o busque una alternativa casera. Si no lo hace, su cuerpo no podrá curarse, y si está sano, lo más probable es que en un tiempo más o menos breve, enferme. La única forma de saber si los productos están contaminados, es probándolos con el Sincrómetro. Este aparato le dará la respuesta exacta, aprenda a usarlo. La analítica convencional a veces no los podrá detectar.

Para explicar claramente el proceso de la curación es necesario hacer un ejemplo, siguiendo los pasos de la Dra. Clark.

Supongamos que se trate de un enfermo de pulmón: esta persona empezó hace seis días un tratamiento que incluía:

- 1 frasco de *Black walnut tincture extra strength*,
- 1 frasco de *Wormwood* en cápsulas,
- 1 frasco de *Clove* en cápsulas,
- 1 frasco de L-ornitina en cápsulas,
- 1 frasco de L-cisteína en cápsulas,
- 1 *Zapper* (aparato electrónico para hacer corrientes),
- 1 Ozonizador (para preparar aceite ozonizado).

En este momento, a los seis días del inicio, el cáncer ha desaparecido pues se han eliminado parásitos, huevos, fases (los únicos que pueden quedar, están escondidos en los cálculos hepáticos y/o biliares), se ha eliminado del entorno todo lo que pueda contener alcohol isopropílico. Los marcadores tumorales GCH y OFT han desaparecido.

Se trata ahora de hacer desaparecer el o los tumores antes de tener que pasar por quirófano, y así recuperar totalmente la salud. Aquí están los pasos que la Dra. Clark recomienda al enfermo para conseguirlo:

1) Abandonar de manera decidida el uso del tabaco, directo e indirecto; alejarse de los lugares donde se fuma.

2) No beber, ni usar para cocinar, ni para lavar la ropa, ni para bañarse, agua que haya pasado por tuberías de cobre. Si toda la casa tiene tuberías de cobre, cámbialas por tuberías de PVC, y mientras el lampista hace el trabajo váyase de vacaciones a un hotel nuevo que tenga tuberías de PVC. Existe en los Estados Unidos un sistema que consiste en soplar en las tuberías metálicas resinas epóxicas que solucionan muy bien el problema y además eliminan la corrosión y obviamente el contacto del agua con el metal. El no usar agua con cobre elimina un factor

114

causante de tumores. El cobre se ha encontrado presente en todos los casos de cáncer, incluyendo la leucemia, menos en la enfermedad de Hodgkin. Elimine el cobre de todo su entorno: tuberías, joyería, utensilios de cocina, prótesis dentales, etc.

3) Eliminar de la casa, (de la cocina, del cuarto de baño, del cuarto de trastos, del sótano), tirar o regalar, todo producto químico, incluyendo:

   – latas de pintura, quitapinturas, disolventes, cera para pisos, limpiadores de alfombras, de muebles y de vidrios, esmaltes para uñas, quitaesmaltes, limpiadores de baldosas, quitamanchas y óxidos, (todos los envases llenos, medio llenos y vacíos), detergentes. Todo, todo producto químico debe desaparecer. Lo único que puede quedar como producto de limpieza es: vinagre blanco destilado, bórax y polvo de hornear (levadura para repostería). Elimine también todos los ambientadores y perfumes o lociones, colonias, jabones, sprays, productos para el afeitado, **todo lo que se puede oler.**

4) Mande de vacaciones al perro o al gato, o los dos, a casa de un amigo y hágales seguir un tratamiento antiparasitario. Perros y gatos son portadores naturales de *Ascaris, Toxoplasma, Toxocara,* y algunos otros parásitos. Recordemos que los *Ascaris* pueden llegar fácilmente a los pulmones, y que el *Toxoplasma* produce en la mujer infertilidad, o incapacidad de llevar a cabo un embarazo, entre otras cosas.

5) Deshágase del secador del pelo y de la secadora de la ropa. Los dos desprenden amianto que va direc-

tamente a los pulmones. Las correas de transmisión de las secadoras de la ropa contienen amianto. No las use por ningún motivo. Analice la correa de su lavadora.

6) Haga examinar su casa para detectar infiltraciones de gas radón. Si el análisis es positivo, haga sellar todas las cuarteaduras y grietas que pueda haber en el sótano, los pasos de tuberías de agua y desagüe y deje abiertas todo el año las aberturas de ventilación. Si nada de eso se puede hacer, cámbiese a una casa que no tenga infiltraciones de radón.

7) Elimine todas las posibles fuentes de formaldehído. Los paneles y los papeles que cubren sus paredes, las alfombras, menos las que se pueden lavar, los muebles acolchados, son fuente segura de formaldehído. También los colchones y las almohadas nuevos lo contienen. Cámbielos, no use ninguna prenda nueva sin antes haberla lavado. Si su habitación está sobre el garaje o frente a un parking, cámbiese de habitación.

8) Elimine toda posible fuente de arsénico. Todos los pesticidas (también los perfumados, o sobre todo los perfumados), venenos para hormigas, cucarachas, ratones, pulgón de las plantas, contienen o pueden contener arsénico. También la cola del papel de las paredes lo contiene. Tire los productos y mande quitar el papel mientras usted está fuera todo el día y la casa se ventila. Mande lavar las alfombras y asegúrese de que al terminar no les pongan ningún producto (aprestos, antipolillas, etc.). No compre nada nuevo, ni coche, ni ropa, nada.

9) La fibra de vidrio hace en los pulmones un efecto parecido al del amianto. El cuerpo la reconoce como dañina y la envuelve formando quistes: la mayor parte de los tumores analizados contienen amianto o fibra de vidrio. Hágala eliminar de su casa, tanto si está en las paredes como si está en el calentador de agua, o en el aparato o los conductos del aire acondicionado, o en el horno. Sustitúyala con un producto inocuo.

10) Si tiene calefacción y/o cocina de gas, haga revisar las eventuales fugas, pues los hidrocarburos contienen vanadio. Lo mejor sería cambiar todo el sistema sustituyéndolo por un equipo eléctrico.

Y lo mejor de todo sería que se fuera de vacaciones a un lugar donde no tenga todos estos problemas.
De todos modos, todos estos cambios se pueden realizar en una semana y no requieren una inversión muy elevada. Pero, su vida ¿no merece acaso una inversión elevada?
Un paciente de la Dra. Clark dijo una vez: ¡mejor vivo y pobre, que rico bajo tierra! El enfermo que hemos tomado como ejemplo empezará a notar mejoría cuando se dé cuenta de que el número de veces que tose durante el día va disminuyendo hasta que su tos se reduzca a cero. Si esto no sucede, quiere decir que algo ha fallado y que hay que revisar el programa otra vez punto por punto.
La sanación de los demás cánceres seguirá un proceso parecido a éste, sólo que adoptando medidas específicas relativas al tipo de cáncer que se haya manifestado. Recordemos que habíamos dicho:

El cuerpo tiende de forma natural a recuperar la

117

salud si se eliminan todas las barreras que le impiden estar sano.

A manera de resumen podemos decir:

1. Retire de su boca todo producto artificial
2. Aleje de su cuerpo todo producto no natural
3. Aparte de su dieta todo producto no natural
4. Aleje de su casa todo producto no natural
5. Aleje de su entorno todo producto no natural.

De esta manera recuperará la salud. Pero veamos uno por uno estos cinco pasos, pues cada uno merece un estudio aparte.

1) *Retire de su boca todo producto artificial*

Este párrafo está relacionado con la medicina dental y está dirigido tanto a los enfermos como a los dentistas, pero no a los dentistas convencionales que normalmente no están de acuerdo y/o no comprenden las soluciones que aquí expondremos, porque no se corresponden con lo que se les ha enseñado en la universidad, sino a los dentistas que han comprendido o toman en consideración la posibilidad de que sus prácticas médicas adoptadas hasta la fecha hayan sido erróneas o, cuando menos, no muy adecuadas, y están dispuestos a escuchar y aprender.

En esta parte del tratamiento la Dra. Clark ha tenido la asistencia técnica del Dr. Frank Jerome, médico dentista que ha estudiado a fondo los grandes problemas relacionados con la boca y para cada uno de ellos ha encontrado una solución natural. En su libro *Tooth Truth*, o sea «La verdad sobre los dientes» este doctor, haciéndose portavoz también de muchos otros como él, pone en tela de juicio la práctica de la medicina dental en toda su extensión, explicando punto por punto todos sus errores, y ofreciendo alternativas saludables y libres de riesgos.

Considerando la importancia vital que tiene la boca en la cura del cáncer, la Dra. Clark dedica mucha atención a este tema. El libro *Tooth Truth*, aunque haya sido escrito para el público norteamericano, se puede y debe aplicar en cualquier parte del globo, pues los dentistas y la medicina dental son similares, cuando no iguales, en todo el mundo. Ofrecemos aquí una síntesis de los puntos más importantes e indispensables para su aplicación en el tratamiento contra el cáncer:

- Según estudios hechos en Estados Unidos, al 25% de los norteamericanos al morir no les queda ni un solo diente de los 32 que les dio originalmente la naturaleza. Esta situación es fruto de 60-70 años de una estrecha colaboración paciente-dentista para ir destruyendo gradualmente una boca (el paciente, con los malos hábitos dietético-higiénicos, y el dentista con prácticas inadecuadas) que, si hubiese sido tratada correctamente, habría llegado al final del camino en condiciones mucho mejores.

- Además de las ocasiones concretas en que el médico dentista desconoce totalmente cuál es el trabajo que debería hacer en la boca, encontramos mucho más a menudo de lo que se podría esperar, decisiones dictadas no por la deontología médica, sino por los intereses personales del médico, apoyados por los intereses de los laboratorios.

119

- El mercurio, Hg, es un metal altamente tóxico, tanto en el organismo como fuera de él: no se entiende cómo agencias oficiales americanas como la ADA (American Dental Association) insistan, a pesar de las protestas y demostraciones científicas de estos hechos, en sostener que instalar mercurio en la boca del pueblo americano es una práctica correcta y beneficiosa para los receptores. Las leyes federales norteamericanas prohiben tirar los sobrantes de amalgamas y los empastes viejos sustituidos al basurero común, obligando al personal sanitario dental a tirar estos desechos en recipientes especiales para posteriormente tratarlos adecuadamente sin contaminar el entorno. Esto significa que no se debe contaminar el ambiente, pero el dentista puede contaminar la boca de sus pacientes. ¡Sin comentarios!

Por otra parte, opina el Dr. Jerome, es comprensible que la ADA promueva el uso de amalgama de mercurio en lugar del moderno «composite», pues la primera es mucho más fácil de instalar que el segundo. De esta manera se puede esconder fácilmente la ineptitud de varios miles de dentistas que, si son mediocres trabajando con amalgamas, menos aun podrían trabajar con el «composite».

Los empastes u obturaciones de amalgama de mercurio, que contienen mucho más que mercurio (50% de este metal, el resto metales varios todos altamente contaminantes), producen en el organismo los siguientes efectos:

- depresión;
- atacan el sistema nervioso, produciendo síntomas similares a la esclerosis múltiple;

120

- atacan el cerebro produciendo síntomas como el de Alzheimer;
- aunque todavía no plenamente demostrado, parece que participan activamente en el desarrollo de la enfermedad de Alzheimer;
- afectan directamente al corazón;
- producen vasoconstricción y => aumento de la tensión arterial;
- producen insuficiencia renal;
- inhiben el sistema inmunologico;
- facilitan abortos espontáneos;
- reducen la fertilidad masculina;
- son teratógenos, produciendo: paladar hendido, espina bífida, parálisis cerebral;
- favorecen el fortalecimiento de las bacterias que se vuelven resistentes a los antibióticos;
- junto con otros metales, producen en la boca corrientes galvánicas que destruyen los dientes y afectan a otros órganos.

En la boca podemos encontrar, además de obturaciones de amalgama, coronas de varios metales y cerámica, puentes, esqueléticos, ganchos, refuerzos, postes, etc. A veces, debajo de una corona de oro, se pueden encontrar obturaciones o restos de obturaciones de mercurio. Oro y mercurio juntos forman una buena pila que produce corrientes galvánicas, que rápidamente harán morir el diente y además introducirán mercurio y otros metales directamente en el torrente sanguíneo.

Bajo una corona, sea del material que sea, nunca debe quedar ni la más pequeña partícula de empaste metálico. Al desaparecer el metal de la boca se observan mejoras espectaculares en la salud de los enfermos.

Las obturaciones de amalgama, además de mercurio y plata, llevan en su aleación también níquel, un metal carcinógeno. También las coronas contienen níquel en el 70% de los casos. Además del efecto antes mencionado, el níquel provoca una reacción de hipersensibilidad a ese metal, que se manifiesta en el 10% de hembras y 1% de varones y sus efectos son: depresión, cambios de personalidad, y problemas en el sistema urinario. Este metal debería ser eliminado de la práctica médica dental y también de los utensilios de cocina pues, de una forma o de otra, estos están introduciendo continuamente níquel en el organismo.

Además del daño causado en la boca y en el organismo por todo tipo de metales y prácticas médicas incorrectas, existe también la contaminación por bacterias que se alojan en los dientes tratados por el dentista, especialmente cuando hay coronas, postes o dientes «desvitalizados». Las bacterias se alojan en los microtúbulos que constituyen la dentina, en los cuales pueden entrar los fluidos corporales que alimentan las bacterias y derramarse las toxinas que éstas producen, pero no pueden entrar los leucocitos que las destruirían, porque son de mayor tamaño.

Un diente desvitalizado puede contener una cantidad de bacterias suficiente para desafiar el sistema inmunitario. Las toxinas, llamadas tio-éteres, son llevadas por el sistema inmunitario al hígado para ser eliminadas y este último se ve grandemente perjudicado. Estas toxinas pueden invadir al mismo tiempo riñones y nódulos linfáticos, áreas biológicamente debilitadas y

122

áreas ya anteriormente inflamadas. De todos estos percances, ninguno será achacado al diente desvitalizado.

Es bien conocido el riesgo de morir que corren algunas personas por infección de las válvulas del corazón a consecuencia de las bacterias liberadas tras una limpieza de dientes. El problema más grave de todos es que la medicina considera el cuerpo humano como una máquina, y no es capaz de considerarlo como un conjunto de órganos profundamente interdependientes: los problemas de la boca son derivados al dentista, los del intestino al enterólogo, los del corazón al cadiólogo, y así adelante: si un diente está mal, lo quitamos y plantamos otro; ¿el corazón va mal? No hay problema, un by-pass o dos o tres lo arreglarán todo, y si no, un transplante. Etc.

Otro problema importante es el uso de aguas fluoradas. El flúor es un metaloide que produce muchos efectos dañinos en el cuerpo humano:

- es cancerígeno;
- debilita los huesos y favorece la fractura del cuello del fémur;
- produce fluorosis, debilitando y manchando los dientes.

Como conclusión de su estudio el Dr. Jerome apunta que lo más importante para tener un cuerpo sano es lo siguiente:

- evitar todo tipo de metal y de prácticas inadecuadas en la boca;
- evitar al máximo el consumo del azúcar blanco (en los Estados Unidos el consumo promedio

123

aproximado por persona es de 175 gr/día, cuando se recomienda en términos científicos de no superar la cantidad de 6 gr/día. O sea que el americano promedio consume 28 veces más azúcar de lo recomendado, llegando así al porcentaje del 40% o más de obesos en ese país);[4] pero no nos alegremos pensando que eso sucede en América, también aquí, en nuestra vieja Europa, el consumo de azúcar ha ido aumentando progresivamente más allá de toda lógica, y con el beneplácito y complicidad del gobierno que permite la publicidad engañosa, donde se hace creer que el azúcar es necesario para el crecimiento, y que «a quién le amarga un dulce»;

– evitar al máximo el consumo de alimentos refinados y precocinados;

– introducir en el cuerpo los nutrientes necesarios, incluyendo frutas y verduras frescas;

– considerando la calidad actual de frutas y verduras y la salud promedio de la gente, es razonable también tomar suplementos dietéticos de vitaminas y minerales, p.ej. tomar diariamente: 1-3 gr de Vit.C, 300 mg de magnesio, 15 mg de betacaroteno, complejo B, 1 gr de calcio, y además manganeso, cromo, selenio, cinc y fibra;

– limpiar perfectamente los dientes con bicarbonato, o con sal, en vez de pasta de dientes después de cada comida. Se puede también usar

---

4. *Nutritional and Physical Degeneration*, Dr. Weston Price. También se aconseja la lectura del libro *Root Canal Cover-up*, del Dr. George E. Meinig, Bion Publishing, Ojai, California

agua oxigenada si en la boca no hay ningún tipo de metal;

- evitar el hábito de fumar o masticar tabaco;
- reducir al máximo el consumo de alcohol;
- evitar accidentes laborales, deportivos etc. que afecten los dientes;
- hacer ejercicio, masticar bien los alimentos, (ejercicio de la boca);
- visitar periódicamente al dentista según la salud de los dientes, y realizar todos los tratamientos correspondientes siguiendo la información que ofrece este libro;
- estar preparado psicológicamente para tener buena salud, tanto en la boca como en el cuerpo.

El Dr. Weston Price escribió hace varios años unos libros donde exponía el fruto de sus largos años de investigación sobre la salud de los dientes. Uno de estos libros es *Nutrition and Physical Degeneration,* donde explica la importancia y las consecuencias de una dieta rica en azúcar sobre la salud de los dientes y de todo el organismo en general.

El Dr. Price viajó mucho por el mundo buscando un soporte a sus teorías y en este libro que se menciona en la nota, demuestra la diferencia que se observa en niños polinesios, crecidos antes y después de introducir la dieta con azúcar y harinas blancas refinadas. Los primeros niños crecieron sanos con las características normales de su raza, mientras que los segundos presentaron problemas dentales, cráneos más estrechos con problemas de oclusión dental, dientes amontonados y torcidos.

Hasta aquí la información entresacada del libro *Tooth Truth* del Dr. Jerome.

La Dra. Clark recomienda para las obturaciones de los enfermos graves el uso de lo que ella llama ZOE, o sea Oxido de cinc + eugenol (Zinc Oxide + Eugenol). Este se aplicará después de haber adherido en la cavidad dental una base de solución pura de hidróxido de calcio $Ca(OH)2$. No es una solución muy duradera, como la amalgama o el composite, sin embargo no requiere el uso del taladro ni de anestesia, y el agujero no se hará cada vez más grande como sucede en la práctica normal.

2) *Aleje de su cuerpo todo producto no natural*

Si está usted muy enfermo, dice la Dra. Clark, debe tener extremo cuidado con todo, absolutamente todo, lo que usted pone sobre su cuerpo. Todo está contaminado y usted no puede permitirse en este momento de contaminarse más, pues de lo que se trata es precisamente lo contrario. Ya se han mencionado anteriormente varios productos, pero, dada su importancia, los mencionaremos otra vez, añadiendo los que faltaban:

- abandonar radicalmente todo cosmético y producto corporal que esté usando ahora, pues contienen titanio, circonio, benzalconio, bismuto, antimonio, bario, estroncio, aluminio, estaño, cromo, benceno, PCB y colorantes.

- tampoco use acondicionadores, aceites, lociones, colonias, perfumes, desodorantes, enjuagues bucales, dentífricos, aunque sean a base de hierbas, «bio» o productos de salud provenientes de tiendas de dietética.

Desgraciadamente también los productos «naturales» están contaminados, sea por ignorancia o por mala fe. He aquí de qué manera algunos productos resultan contaminados:

- la piedra de alumbre: «desodorante-natural-sin-aluminio» no es otra cosa que silicato de magnesio-aluminio;

- tintes para el pelo: contienen plomo;

- pintalabios: contienen bario, aluminio, titanio y colorante azoico rojo;

- pastas de dientes: contienen benceno, estaño y estroncio;

- lacas para el pelo: contienen alcohol isopropílico y PCB;

- champús: contienen alcohol isopropílico;

- cigarrillos: contienen plomo, mercurio, níquel, benceno, el virus *Mosaico del tabaco* y aditivos especiales para darles «más sabor»;

- tabaco de masticar: contiene iterbio;

- marihuana: contiene benceno.

En el apéndice de este libro podrán encontrar recetas para hacer algunos productos alternativos:

- en lugar de jabón, si no quiere fabricarlo en casa, puede usar borax, también para lavar el pelo;

- en lugar de pasta de dientes puede usar sal marina previamente disuelta en agua, o bicarbonato de sosa disuelto en agua, o agua oxigenada disuelta según indicaciones de la etiqueta. También los enjuagues bucales se pueden sustituir con agua salada o agua oxigenada;

– no use laca para el cabello, no use aceite para masaje, y tampoco aceite de oliva, si antes no lo ha verificado con el Sincrómetro;

– no use perfumes y colonias, ni lociones, ni lubricantes personales;

– es necesario eliminar drásticamente el benceno.

El benceno está directamente implicado en el SIDA y es talmente tóxico que su concentración está controlada en las gasolinas y en los líquidos para lavado en seco, para evitar su difusión en el aire. Imagínese qué sucede al introducirlo en el cuerpo. Los lubricantes provenientes del petróleo, léase benceno, están permitidos en la manipulación de alimentos. La cantidad de alimentos que se contaminan con benceno es impresionante, si se tiene en cuenta su toxicidad.[5]

Irónicamente, dice la Dra. Clark, la ley americana permite una contaminación de benceno en los alimentos no superior a 1 p.p.m. mientras que en el agua no debe superar 1 p.p.b. (una parte por billón) o sea 200 veces menos.

Está claro que la contaminación no debe ser superior a cero.

Ella misma ha encontrado benceno en todo alimento y producto de consumo humano que contenga colorantes, saborizantes, estabilizantes, acondicionantes, antiespumantes, protectores superficiales o conservantes. Con seguridad, comer *un* helado contami-

---

5. Podemos encontrar una lista completa en el libro de la Dra. Clark: «The cure for all cancers» 1997, pág. 155 y siguientes, y pág. 160-161.

nado de benceno no hace daño, pero ingerir día tras día, toda la vida, alimentos contaminados, y usar productos contaminados, ciertamente hace un daño a veces irreparable, cuya manifestación más inmediata es un debilitamiento del sistema inmunitario a nivel mundial. Si el enfermo deja de usar e ingerir productos contaminados, en un tiempo aproximado de una semana su cuerpo se purifica de esa contaminación por sí mismo. TIRE TODOS LOS PRODUCTOS SOSPECHOSOS A LA BASURA, y haga sus propios productos siguiendo las recetas que encontrará en el apéndice.

Desgraciadamente, así como las aflatoxinas permiten la acumulación de alcohol isopropílico, el Zearalenone, otra micotoxina, permite la acumulación de benceno. Esta micotoxina se encuentra en las hojuelas de maíz, las palomitas de maíz, y el arroz integral. Ya no coma esos alimentos. El benceno se acumula en el timo y en la médula ósea y deprime el sistema inmunitario. Todos los enfermos de SIDA tienen una acumulación de benceno. La vitamina B2 convierte el benceno en fenol que luego se puede excretar con la orina. Si su recuento de leucocitos, dice la Dra. Clark, es inferior a 5000, tome 300 mg de vitamina B2 tres veces al día con los alimentos. Si ya tiene el SIDA, tome 600 mg tres veces al día con los alimentos.

No vaya a los gabinetes de bronceado, pues los rayos UVA destruyen la vitamina B2 aunque esté dentro del cuerpo.

No use suplementos dietéticos sin antes haberlos probado con el Sincrómetro. Muchos están contaminados. Busque hasta encontrar suplementos limpios. En el apéndice del libro *The cure for all cancers,* hay una lista de proveedores americanos de suplementos limpios. Muchos suplementos sirven para neutralizar el ácido malónico y familia, entre ellos los siguientes:

– Biotina	– Glutamina
– Calcio	– Glutatione
– Coenzima Q10	– Glicina
– L-cisteína	– Lecitina
– Ácido fólico	– Metionina
– Ácido Glutámico	– Ácido Pantoténico
– Taurina	– Vit. B6
– Vit. B12	– Vit. C

Es inimaginable ver cómo hasta un desinfectante como el Lugol puede estar contaminado con alcohol isopropílico y otros productos. Prepárelo usted mismo en casa. El Lugol elimina rápidamente la *Salmonella* y la *Shigella* sólo en el estómago. El *Black Walnut* elimina la *Salmonella,* la *Shigella* y el *Clostridium.* Antes de consumir algún tipo y marca de suplemento, pruébelo con el Sincrómetro.

3) *Aparte de su dieta todo producto no natural*

Ya hemos mencionado en el párrafo anterior muchos productos que no deben ser ingeridos y que no deben ser aplicados sobre la piel. Los alimentos que se ingieren, después de ser digeridos, pasan a ser metabolizados por el organismo y los diferentes componentes irán a cumplir su función en las partes correspondientes del organismo.

Los productos de uso tópico que se ponen en las diferentes partes del cuerpo atraviesan con mayor o menor velocidad y eficacia la barrera de la piel y, vía circulación sanguínea y linfática, también llegan a los órganos que posteriormente enfermarán.

Lo esencial para conducir una vida sana es alimentarse y nutrirse siguiendo una dieta limpia, sana, equilibrada y variada. Decir limpia y sana equivale a decir una dieta libre de productos químicos y de ácido malónico y familia. No es fácil seguir este precepto, pues la mayoría de los alimentos están contaminados con productos químicos. Los alimentos elaborados están en su gran mayoría contaminados, los productos del campo... también.

La fruta y la verdura están contaminadas: con fertilizantes químicos, con pesticidas externos y sistémicos, conservantes, colorantes, radiaciones y productos para hacerlos parecer más frescos y quien sabe cuantas cosas más que no conocemos. Es difícil librarse de tanta contaminación, pero queda la posibilidad de encontrar productos ecológicos que, en cierto modo, garanticen la ausencia de química y de manipulación inadecuada.

Los productos «bio» en España, años atrás eran productos relativamente limpios. Ahora ya se ha vuelto una moda fraudulenta y cualquier fabricante sin escrúpulos le impone esa denominación a productos que contienen sabores, colores y procesos tan artificiales como cualquier otro. Lo mismo dígase de la denominación «natural».

Como la codicia humana no tiene límites y el poder del dinero lo corrompe todo, cabe la posibilidad de que pronto también la denominación «ecológico» se aplique a cualquier producto, obligando a los productores de alimentos que ahora se llaman ecológicos a buscar otra denominación que distinga lo bueno de lo dañino.

No debemos olvidar tampoco los productos del campo alterados genéticamente o «transgénicos». La «ciencia» se divierte a jugar contra la naturaleza, modificando lo que ésta ha establecido desde hace millones de años y de seguro, a corto o a largo plazo,

131

pagaremos las consecuencias de estos actos que rozan la locura. Pero todo esto constituye un capítulo aparte, existe mucha bibliografía al respecto y, si el lector quiere saber más, deberá referirse a ésta.

Por lo que se refiere a los productos cárnicos y pescado, la situación no es mejor. El ganado para carne y lechero es sometido a un estrés, una alimentación, y un tratamiento farmacológico totalmente antinaturales. Las condiciones de vida de los animales han sido modificadas gradualmente, su salud, como la de los seres humanos, ha ido empeorando siguiendo la trayectoria de la pompa de jabón. Ahora la pompa de jabón ha explotado y ha aparecido la enfermedad de Creutzfeldt-Jacobs o encefalitis espongiforme. Se sacrifican miles de animales y se incineran: no son aptos para el consumo humano. ¿Qué estará pasando con la leche? Antes de que la «ciencia» se dé cuenta de que también la leche transmite la enfermedad a los humanos, ¿cuánto tiempo pasará?, ¿y si la ciencia se equivoca otra vez, como más de una vez ha sucedido?

Los peces también están contaminados, anteriormente por ignorancia, ahora por falta de responsabilidad. El único camino que nos queda es adquirir un Sincrómetro, aprender bien su uso mediante larga experiencia y testar cada alimento y producto para saber si es consumible o no.

Además de todo esto, recordemos que una treintena de productos del campo contienen ácido malónico como ya hemos visto anteriormente.

Los alimentos de origen animal no contienen ácido malónico ni ningún otro de la familia «M», menos la leche que contiene trazas y, por lo tanto, también todos los productos lácteos derivados. Estas pequeñas cantidades son fácilmente eliminables con la vitamina C. Preferiblemente habría que consumir leche fresca entera o con un mínimo del 2% de grasa, mejor la leche de cabra, esterilizada y sin aditivos (colorantes). Después de la esterilización, habría que desmalonizarla con vitamina C. Es siempre mejor hacer las pruebas con el Sincrometro para formarse una pauta.

Dice la Dra. Clark: **«Permítale a su sistema inmunitario que haga su trabajo, en vez de tenerlo ocupado limpiando todos los contaminantes que usted usa y come».** Además insiste en una alimentación más natural: siempre productos frescos comprados al mercado, ningún alimento comprado ya preparado, ni embotellado, ni enlatado, nada de eso. Productos como salen del campo, sin irradiar, ni mejorar el color, ni recubrir, y tal como salen del animal, sin añadirles colorantes, conservantes, o saborizantes.

«No insistiré nunca demasiado», dice. »Hágase su propio pan, así no contendrá zearalenone que impide la metabolización del benceno, y no lo tueste, para evitar que se formen productos carcinógenos. La mantequilla y el queso deberían ser cocinados antes de ser consumidos; añádale sal a la mantequilla, así eliminará el *Rhizobium leguminosarum*. La carne debe siempre ser cocinada como si fuese carne de cerdo, es decir cocerla a fondo. De este modo se eliminarán todo tipo de parásitos, incluyendo los *Esquistosomas*. Deben ser eliminados antes de entrar en el cuerpo; después es más difícil y se causa perjuicio al organismo».

Las bebidas: puede tomar 6 tipos de bebidas:

- leche;
- agua;
- tisanas;
- zumos de frutas no malónicas;
- zumos de verduras no malónicas;
- otras bebidas hechas en casa.

La leche

Preferiblemente entera o con un mínimo del 2% de materia grasa, en envase de vidrio o de plástico para evitar la contaminación. Beba 3 vasos al día, y, si es de cabra, mejor. Va bien también el yogur casero.

Habrá de esterilizarla (hervir con un pellizco de sal y así morirán la *Salmonella,* la *Shigella,* el *Clostridium* y el *Rhizobium)* y desmalonizarla con vitamina C.

Recuerde lo que dice Clark:

ESTERILICE, LA PASTEURIZACIÓN NO ES SUFICIENTE.

El agua

Beba 1/2 litro por la mañana al levantarse y 1/2 litro durante la tarde. El agua tendrá que ser del grifo. Si está usted muy enfermo, haga cambiar la tubería de cobre por tubería de PVC. Haga instalar un filtro de carbón activado y cámbielo cada mes.

Las tisanas

Es preferible que las hierbas sean frescas o a granel, o sea compradas al herbolario. Si son bolsitas, corte la bolsita, saque la hierba y tire la bolsa a la basura porque está llena de contaminantes. Use un filtro de bambú o equivalente. Para endulzar, si lo considera necesario, use miel o azúcar no refinado (es preferible el azúcar integral a granel).

Los zumos de frutas

Hágalos usted mismo, o que se los hagan en casa, por calidad, por higiene, y para saber que son realmente frescos. Puede hacer mezclas, poner limón y lo que le dicte su fantasía y buen gusto. Sobre todo lave bien las manos y la fruta antes de empezar.

Los zumos de verduras

Las verduras difíciles de lavar por su hoja ancha deben lavarse primero con agua. Póngalas después en una bolsa de plástico y ozonícelas durante 20 minutos. Luego lávelas otra vez con agua donde habrá puesto una gota de Lugol y 1/2 cucharadita de levadura para dulces. Ahora ya puede extraer el jugo. Al principio tome 1/2 vaso al día y vaya aumentando la cantidad tal y como su estómago se lo permita.

Otras bebidas

Puede hacer tantas bebidas como su imaginación le dicte, a condición de usar siempre productos frescos, limpios, libres de ácido malónico y familia, y no previamente procesados en fábrica. En la duda verifique con el Sincrómetro su calidad.

Qué puede encontrar en las bebidas comerciales

- Acetona   en las bebidas con gas
- Benceno   en el agua y zumos de fruta
             embotellados

135

– Tetracl. de carbono	en el agua embotellada
– Decano	en alimentos y bebidas «naturales»
– Hexano y Pentano	en el café y los descafeinados
– Hexanodione y otros	en los alimentos con aromatizantes
– Cloruro de metileno	en los zumos de frutas
– Alcohol isopropílico	en el agua embotellada, los zumos de fruta, las bebidas embotelladas
– Tolueno y xileno	en las bebidas con gas
– Tricloroetano	en los alimentos aromatizados
– Alcohol metílico	en las bebidas con gas, dietéticas, tés, agua, potitos.

y muchas más cosas.

En su libro la Dra. Clark expone también unas normas para cocinar alimentos, que todo enfermo de cáncer debería aplicar si quiere recuperar la salud. Las transcribimos resumidas, aunque dichas en pocas palabras sonarían así: «Cocine como cocinaban los antiguos».

Normas para aplicar en la cocina de un enfermo

– Cocine sus alimentos en vidrio, cerámica, metal esmaltado o utensilios para microondas,

– Tire o regale todo utensilio metálico, papel de aluminio, saleros con tapa metálica, cubiertos metálicos, etc.,

136

- Use sartenes de pyrex o hierro esmaltado,
- Use cubertería de madera o de plástico,
- No use vasos de estireno o de uretano,
- No use el tostador de pan, pues además de formar benzopirenos, se contamina con tungsteno,
- No use papel de aluminio,
- No beba agua que ha pasado por un enfriador o fuentecilla,
- No caliente el agua en la cafetera o tetera metálica,
- No cocine con agua caliente del grifo,
- No use termos de plástico, contienen lantánidos; use termos con el interior de vidrio,

Todos los metales introducidos en el organismo refuerzan las bacterias y los hongos, y rompen las cadenas de ARN y ADN.

4) Aleje de su casa todo producto no natural

En pocas palabras, limpie su casa. Para limpiar la casa es necesario realizar 4 pasos importantes:

- Cambiar la nevera,
- limpiar el sótano si lo tiene,
- limpiar el garaje,
- limpiar todas y cada una de las habitaciones

Cambiar la nevera

La nevera es una fuente de contaminación, sobre todo si es vieja. Al no ser nueva puede tener o tiene fugas de freón cuyo olor, en cantidades muy pequeñas, es imperceptible. Todo tumor contiene altas concentraciones de freón. Por este motivo es necesario cambiar la nevera y buscar una que use otro tipo de gas refrigerante. Según parece el freón, que no es biodegradable, no daña directamente los órganos donde se acumula. Lo que sí hace, al acumularse en el órgano enfermo, es atraer otros contaminantes como el PCB y colorantes azoicos que son carcinógenos, y metales. La única forma de eliminar del cuerpo el freón es tratándolo con ozono. Habrá que beber 3 vasos de agua ozonizada al día durante la primera semana y 2 vasos al día durante otras 6 semanas, además de evitar nuevas contaminaciones con ese gas.

Si está muy enfermo deshágase de los acondicionadores de aire de casa y del coche y mande la nevera a la terraza. El freón de todo el cuerpo, al ser ozonizado, pasa al hígado. Es necesario ayudar el hígado a deshacerse del freón. Lo haremos con una serie de hierbas según la receta que se encuentra en el Apéndice del libro. Del hígado el freón pasará a los riñones, de donde lo desalojaremos con la receta de hierbas que aparece en el Apéndice. Todos los movimientos del freón por el cuerpo los podemos detectar por medio del Sincrómetro.

Tampoco es fácil eliminar el freón del cuerpo: la tarea durará por lo menos 8 semanas, más 1/2 año con 1/3 de la dosis.

Es difícil también librarse de la fibra de vidrio. Este material se utiliza como aislante en los conductos de aire acondicionado, como aislante de techos y paredes, de calentadores de agua, estufas, hornos y algunos otros aparatos. A veces se usa amianto que desarrolla las mismas funciones y se comporta en el organismo de la misma manera que la fibra de vidrio. Elimine drásticamente estas dos fuentes de contaminación, mucho más difíciles de eliminar del cuerpo que cualquier otra. El cuerpo, al detectar esos dos agentes extraños en su seno y al no poderlos eliminar, los envuelve formando quistes.

Limpiar el sótano

Si lo hay. Normalmente en el sótano se almacenan todos los productos que no queremos tener en casa: pinturas, disolventes, pesticidas, limpiadores, tanques de gasolina, ceras, neumáticos del coche y toda una serie de productos químicos. Todo esto debe desaparecer. Si tiene garaje, guárdelo allí o, en caso contrario, tírelo todo. Si hay fisuras y cuarteaduras en el suelo que separa la vivienda del garaje, séllelas con sellador negro para techos o con algún equivalente no tóxico. Selle también o haga sellar todos los pasos de tuberías a través de las paredes y techos.

Limpiar el garaje

Si el garaje está pegado a la casa, selle definitivamente la puerta de comunicación entre el mismo y la casa. Nunca use esa puerta, evite a toda costa que los gases que ahí se forman entren en casa. Si su ventana da justamente sobre la puerta del garaje en un edificio de apartamentos, cambie de casa.

Aleje de su casa todo producto no natural

Empiece por el dormitorio. Recoja todo lo que no es natural, como jabones, velas, limpiadores, ambientadores de enchufe, rotuladores, esmaltes y limpiadores de uñas, perfumes, desodorantes, sprays, talcos, y lléveselo todo al garaje.

Haga lo mismo con la cocina. Deje ahí solo el bórax y las botellas de vinagre blanco destilado y el bórax concentrado al 50% que ha preparado. Puede dejar también el jabón hecho en casa. Elimine todos los recipientes llenos y vacíos de insecticida, veneno para ratones, cucarachas y similares. Busque estos envases en todos los rincones y tírelos a la basura.

Limpie la cocina con vinagre y no tendrá hormigas. Ponga ácido bórico donde pueda haber cucarachas y otros insectos y éstos desaparecerán. Si vive en una casa con jardín, riegue 5 litros de vinagre cada metro y medio todo alrededor de la casa y no entrarán las hormigas.

Elimine del baño todo producto que tenga olor. El papel higiénico debe ser blanco y no perfumado. La persona de la familia que quiera fumar, secarse el pelo o pintarse las uñas, que lo haga fuera de casa.

Como se ha mencionado en un párrafo anterior, la casa no debe tener ni paneles, ni papel pintado en las paredes, ni camas ni almohadas nuevas, ni ropa nueva en el armario. Tome una cápsula de taurina y una de L-cisteína tres veces al día para desintoxicarse del formaldehído.

Puesto que todos los enfermos de cáncer tienen en el cuerpo altas concentraciones de cobre, repetimos: cambie la tubería de cobre por tubo de PVC. Este material plástico es un material tóxico, sin embargo después de tres semanas de uso el agua ya no estará contaminada.

Si el agua que usa proviene de un pozo, revise la bomba buscando contaminación de PCB y cambie la tubería metálica por PVC. Sustituya también la tubería del filtro de agua, si tiene, antes y después del filtro.

Frecuentemente también los filtros contaminan el agua. Verifíquelo con el Sincrómetro.

Preferiblemente cambie su calefacción al sistema eléctrico. Elimine el gas y el petróleo. Si no puede realizar todo esto cámbiese a casa de alguien que pueda hacerlo o ya lo haya hecho. O váyase a una casa de campo y si no, váyase a una tienda de campaña, pero antes límpiela bien.

5) Aleje de su entorno todo producto no natural

Si todavía trabaja y lo hace en una fábrica o lugar donde se manejan productos químicos o tóxicos (pinturas, disolventes, colores, imprentas, fibra de vidrio, amianto, hidrocarburos, alimentos empaquetados, productos farmacéuticos y otros tipos de productos antinaturales) DEJE EL TRABAJO o pida una excedencia larga para poderse curar y recuperar, o busque otro trabajo limpio, donde no haya contaminación.

Si debajo de su apartamento hay un parking y sus ventanas dan justo sobre la entrada o salida de éste, cambie de apartamento. En pocas palabras, aléjese de todo lo que es químico y sintético. Su vida está en juego.

Hasta ahora se han explicado los pasos que un enfermo debe seguir para recuperar la salud. Veamos esquemáticamente:

– ha seguido el programa antiparásitos; ya no tiene parásitos, ni *Fasciolopsis,* ni *Ascaris* ni *Clostridium*. Su tumor ya no es maligno.

– ha eliminado el alcohol isopropílico del cuerpo y su entorno. Su tumor puede empezar a reducirse.

– ha cambiado la tubería de cobre. Su cuerpo está empezando a limpiarse del cobre.

– ha limpiado la boca de todo tipo de metales y ha eliminado coronas, puentes, dientes muertos. Su organismo ya no se está envenenando.

– ha cambiado a una alimentación libre de ácido malónico y familia, libre de mohos y contaminantes químicos, y toma suplementos probados con el Sincrómetro. Ahora su dieta es limpia.

– ha eliminado la costumbre de aplicar al cuerpo productos químicos de cuidado personal. Su cuerpo está limpio por dentro y por fuera.

– ha limpiado a fondo su casa de todos los productos químicos que a las personas sanas no les hacen daño, pero a usted sí; también su casa está limpia.

– ha exiliado su nevera a la terraza o la ha sustituido por una sin freón.

– ha mandado sus mascotas de vacaciones.

– ha dejado su trabajo antiguo y el nuevo es sano y no contaminante. Su entorno laboral está limpio.

– ha aprendido a usar el Sincrómetro y todos los productos que usa son limpios,

– ha adquirido la costumbre de usar el *Zapper* todos los días.

Ahora, cuando vaya al médico, de seguro éste quedará sorprendido y cancelará la cirugía que había programado. Si el médico insistiera con la cirugía, aplácela un tiempo para darle al tumor la posibilidad de reducirse más y evitar así el quirófano, la quimioterapia y la radioterapia. Por este motivo mantenga siempre una higiene rigurosa para continuar limpio y no llenarse otra vez de parásitos y contaminantes. Continúe con el programa de mantenimiento y barrido, use el *Zapper* todos los días y

«NO SE PONGA JAMÁS LOS DEDOS EN LA BOCA»

Recuerde que la infestación de parásitos puede venir de:

- la carne: puede contener huevos o fases (aunque no sea normal; sin embargo también el alimento del ganado para carne puede estar, y de hecho está, contaminado y el *Fasciolopsis* puede desarrollarse también en ellos), y si tenemos alcohol isopropílico en el cuerpo éstos se volverán a desarrollar y volveremos a empezar.

- la leche: puede contener huevos o fases. Hágala hervir con un pellizco de sal o cómprela esterilizada. La pasteurización no es suficiente. Desmalonice con vitamina C.

- la relación de pareja (sexual, beso, etc.) puede ser fuente de contagio, pues los huevecillos pasan a todos los fluidos corporales. Use protección o ponga a la pareja en el programa contra parásitos.

- las transfusiones de sangre pueden ser otra fuente de contagio. Use su propia sangre o una de una persona que haya llevado a cabo el programa de desparasitación y limpieza, o pruébela con el Sincrómetro o, finalmente, si todo esto no es posible, reinicie el tratamiento.

- la leche materna puede ser fuente de contaminación, tanto de parásitos como de contaminantes químicos.

- la saliva es otra fuente de contaminación.

- los animales domésticos pueden ser otra fuente. Si está enfermo, mándelos de vacaciones a casa de un amigo y al mismo tiempo hágalos desparasitar, ya sea con los mismos productos que ha usado usted o con otros.

Llegada a este punto, a la Dra.Clark, que ha estudiado todos estos procesos biológicos largos años, aún le quedan dudas, motivos e interrogantes por resolver.

A estas enfermedades aún les queda un halo de misterio, todavía guardan secretos por descubrir. Dice Clark: «Por suerte, no es indispensable dar respuesta a estas preguntas antes de que usted se cure del cáncer».

Este ap.......ectrónico funciona sobre la base del principio de las biomediciones. Está constituido por dos módulos:

En el primer módulo a), hay dos placas metálicas: sobre una de éstas se ponen las muestras de parásitos o productos químicos o metales para «testar», y en la otra se ponen las diferentes muestras de órganos del cuerpo.

El segundo módulo b), es un procesador electrónico que analiza la información que recibe.

Cada ser viviente y no viviente emite una vibración con una frecuencia propia característica, constante e insustituible. El concepto sobre el cual se basa el funcionamiento del Sincrómetro lo explicaremos con un ejemplo.

Si analizamos una persona no infestada y en la máquina pongo por ejemplo una muestra del parásito X, la máquina no reaccionará porque las dos frecuencias emitidas por el parásito y la persona son diferentes. La respuesta será NO.

Al contrario, si la persona está infestada del parásito X, la máquina entrará en resonancia porque las dos frecuencias son iguales. La respuesta será SÍ. Si además, en la segunda placa de la máquina pongo una muestra de órgano, por ejemplo de hígado, la máquina entrará en resonancia si en el hígado de la persona que estamos examinando se encuentra el parásito X. Si el parásito no se encuentra en el hígado, la máquina no entrará en resonancia hasta que no pongamos en el plato la muestra del órgano donde realmente esté instalado el parásito en la persona analizada.

De esto se desprenden dos características:

1) La máquina da una respuesta cualitativa y no cuantitativa, o sea la respuesta será SÍ o NO, y no podrá dar más datos (por ejemplo, la concentración de un determinado contaminante, etc.).

2) Con este aparato podremos saber si la persona analizada contiene parásitos, contaminantes químicos o metales pesados, y además en qué parte del cuerpo están localizados.

Para llevar a cabo estos análisis, la Dra. Clark dispone de más de 100 muestras de parásitos, virus, bacterias, hongos, además de decenas de contaminantes químicos, metales pesados y marcadores tumorales. Con el mismo Sincrómetro ella puede detectar en un enfermo la presencia de metales pesados, contaminantes, fibra de vidrio, amianto, PCB, formaldehído, lantánidos, marcadores tumorales, etc.

Cuando ella detecta en un enfermo la presencia de GCH (gonadotropina coriónica humana), considera que ese organismo se encuentra en estado precanceroso. Esto significa que si no se interviene pronto, por ejemplo con la terapia que ella misma recomienda, pasado un tiempo el Sincrómetro detectará OFT, que es un marcador tumoral. Si un enfermo tiene OFT, tiene cáncer.

Como podemos observar, en pocos minutos, con este sencillo aparato que puede costar unos pocos cientos de dólares, la Dra. Clark nos puede decir si un enfermo tiene cáncer o no, si tiene SIDA o no, u otras enfermedades degenerativas.

El Sincrómetro está a la venta en los Estados Unidos, y para aprender a usarlo es necesario hacer un curso de algunas horas de duración. También en los Estados Unidos se venden en casas especializadas, muestras de contaminantes, marcadores tumorales, y preparaciones microscópicas de virus, bacterias, hongos, y parásitos varios, en fin, todo el instrumental necesario para llevar a cabo estas pruebas.

Esta investigadora tenaz ha trabajado durante muchos años para llegar finalmente a descubrimientos sencillos, que ponen al investigador en condiciones de detectar rápidamente un cáncer, y ponen al enfermo en condiciones de curarse en pocas semanas y con una inversión económica ridícula en comparación con los costos que se manejan en la actualidad. Ha descubierto también que:

- los mohos (=> aflatoxinas y patulina) no le permiten al hígado metabolizar los disolventes químicos presentes en el organismo.

- los disolventes inducen los parásitos a invadir el cuerpo.

- los parásitos forman FCTs, Factores de Crecimiento Tumoral, y se genera el cáncer, o el SIDA, u otras enfermedades degenerativas.

– los varios metales reducen los niveles de glutatión, inhibiendo de esta manera la función del sistema inmunitario y permitiendo que las células tumorales crezcan sin control. Al mismo tiempo el ganado para carne y lechero también está siendo invadido por parásitos, lo que aumenta el riesgo de infestación humana.

Dice la Dra. Clark: «No os fieis de la información que divulgan las agencias del gobierno, y los fabricantes: verificad vosotros mismos si los productos están libres de contaminantes».

EL ZAPPER®

To zap en inglés significa: «tirotear», y realmente usando este aparato se llega a la eliminación de todo tipo de invasores del cuerpo humano. Es un aparato electrónico que puede funcionar con una pila de 9 voltios o con un adaptador de corriente conectado a la línea. Es un generador de alta frecuencia y baja tensión, capaz de eliminar en breve tiempo todo invasor vivo del organismo.

También este aparato está en venta en los Estados Unidos en tiendas especializadas. Los datos de la corriente de salida son:

– Tensión: 7 - 8 volt
– Frecuencia: 20 – 40 Khz
– Amperaje: pocos mA dependiendo de la resistencia de cada persona.

No tiene efectos secundarios comprobados, sin embargo:

«NO SE PUEDE USAR EN PERSONAS CON MARCAPASOS»

«NO SE PUEDE USAR EN MUJERES EMBARAZADAS»

No debe usarlo una persona con marcapasos porque la frecuencia del Zapper podría interferir con su funcionamiento e incluso, dañarlo.

Por lo que se refiere a su uso en mujeres embarazadas, no hay todavía suficiente experiencia directa en ese sentido, por lo tanto, en la duda, es mejor abstenerse.

El zapper se usa al mismo tiempo que se realiza el tratamiento de fitoterapia sugerido por la Dra. Clark. Esta es la única manera de deshacerse de todos los invasores. De hecho, el Zapper solo, no mata todos los parásitos, porque la corriente no alcanza a penetrar, por ejemplo en los cálculos, la masa fecal contenida en el intestino, en los testículos (interior), en los quistes, los huevos de *Ascaris, Echinococcus,* etc. Estas partes serán alcanzadas por las hierbas que forman parte del tratamiento.

Una sesión de «corrientes», realizada con el zapper consta de 3 tandas de 7 minutos cada una a intervalos de 20 – 30 minutos:

– 1ª tanda: 7 min. – mueren casi todos los parásitos, bacterias, virus etc., alcanzables en circulación.

20 – 30 min.: descanso – las bacterias que parasitaban los parásitos «abandonan el barco», o sea salen del parásito muerto y entran en circulación en el cuerpo. Salen también los huevos de los *Ascaris.*

149

– 2ª tanda: 7 min. - mueren los huevos que han salido de los *Ascaris*, las bacterias que éstos portan, las bacterias que se habían liberado durante la primera tanda.

20 – 30 min. : descanso - de las bacterias muertas salen los virus que parasitaban las bacterias.

– 3ª tanda: 7 min. : se eliminan los últimos supervivientes de las anteriores tandas.

Puede darse el caso de que todavía quede algún superviviente escondido en algún lugar del cuerpo donde las corrientes por algún motivo no han podido llegar. La acción del tratamiento de fitoterapia acompañada de repetidas sesiones de corrientes harán que el cuerpo quede finalmente libre de intrusos.

El Zapper es un aparato portátil y su funcionamiento es simple: consta de una caja que puede ser de diferentes tamaños según el fabricante; en la parte frontal tiene un interruptor de encendido-apagado, una luz roja que se enciende cuando está funcionando, y dos cables que terminan en dos caimanes; en cada uno de éstos se conecta un segmento de tubo de cobre o electrodo. Cada uno de estos se envuelve con una servilleta de papel blanco, se moja posteriormente en agua filtrada para permitir el paso de la corriente sin contaminarse con el cobre. Se coge un tubo en cada mano y se enciende el aparato y se sigue el programa antes mencionado. Hay que tener cuidado de que no se toquen los dos electrodos cuando el aparato está encendido, para evitar dañarlo.

Aún así todavía quedan tres operaciones para llevar a cabo antes de estar completamente seguros:

- un barrido total, con aceite ozonizado + L-cisteína,
- una limpieza de riñón,
- una limpieza de hígado.

Barrido total

Ya hemos visto anteriormente que con:
- 3 cucharadas de aceite de oliva ozonizado y
- 2 cápsulas de 500 mg cada una 3 veces al día de L-cisteína

se eliminan las larvas de parásitos como el *Echinococcus,* y los huevos de *Ascaris* escondidos. El aceite es fácil de ozonizar. Más adelante hablaremos del ozonizador.

La cisteína debe ser L-cisteína, o hidrocloruro de cisteína, o cisteína libre, que son la misma cosa. La D o DL-cisteína son productos de síntesis y no sirven. La L-cisteína es un aminoácido y, muy raramente, puede comportar algún efecto secundario menor; en este caso será necesario reducir la dosis. Puede también producir sensación de gran bienestar o de euforia; en este caso es posible aumentar la dosis hasta el doble.

La L-cisteína tiene también la propiedad de reducir los efectos de la radiación natural de la tierra y, además, es un buen quelante de metales pesados. Hablaremos más delante de la «quelación». De todos modos, aunque la L-cisteína produzca efectos secundarios favorables, no hay que abusar de ella y, después de tres semanas, hay que reducir la dosis a una cápsula al día.

Limpieza de riñón

Si tenemos en cuenta que estamos realizando una limpieza profunda del organismo, es lógico deducir que todos los tóxicos, parásitos y bacterias muertos deben ser excretados. El organismo tiene varias vías de excreción:

- los pulmones: respiración y desechos mucosos,
- los riñones: orina,
- el hígado-intestino: heces,
- la piel: sudor.

Lógicamente durante un tratamiento podemos asistir a crisis de curación cuyas manifestaciones variarán según el individuo bajo tratamiento. Por esto es necesario poner los riñones y el hígado en perfectas condiciones de excretar todos los elementos indeseables del organismo, y durante el tratamiento se realizará una limpieza profunda de riñón. Más adelante expondremos detalladamente esta limpieza.

Limpiar el hígado

El hígado es el laboratorio del cuerpo. Aquí se realizan un sinnúmero de actividades químicas y biológicas, como la transformación de glucosa en glucógeno y viceversa, la producción de sales biliares, la metabolización de productos químicos dañinos para el organismo, la eliminación de parásitos, bacterias, virus, hongos, etc., y muchas más. Todas estas operaciones el hígado las realiza cuando está sano, no sobrecargado, y limpio. No lo puede hacer cuando le estamos mandando continuamente «química dura» para metabolizar, excesos de alcohol, de grasas saturadas, y venenos varios. Poco a poco las vías internas se van obstruyendo de grasa, cálculos, tóxicos no metabolizables, (aflatoxinas, patulina, alcohol propílico), las células de Kupfer poco a poco se ven imposibilitadas de hacer su trabajo y el cuerpo enferma, porque todo lo que debía ser excretado se encuentra en circulación en el organismo: el laboratorio está desbordado.

Por eso, una vez terminado el tratamiento con fitoterapia, corrientes y limpieza de riñón, limpiaremos el hígado y finalmente empezaremos a recuperar la salud. Más adelante expondremos detalladamente la limpieza de hígado.

EL TRATAMIENTO

Remedios necesarios:

- 1 frasco de 30 ml de *Black walnut tincture extra strength*
- 1 frasco de cápsulas de 300 mg de *Wormwood*
- 1 frasco de cápsulas de 500 mg de *Clove*
- 1 frasco de cápsulas de 500 mg de ornitina
- 1 frasco de cápsulas de 500 mg de niacinamida

Ninguno de estos remedios tiene efectos secundarios perjudiciales ni interfiere con otros tratamientos del tipo que sean. Pruebe con el Sincrómetro para asegurarse de que las otras medicinas que está tomando no estén contaminadas. En caso de enfermos de cáncer alcohólicos existe en el mercado norteamericano tintura de *Black walnut* sin alcohol.

Si el alcohol le produce mareo, tome una cápsula de 500 mg de niacinamida.

153

El procedimiento para seguir el tratamiento está explicado con detalle más adelante.

Una vez terminado el tratamiento, y considerando que siempre estamos expuestos a la posibilidad de reinfección-reinfestación, es necesario seguir un programa de mantenimiento.

EL OZONIZADOR

Es un aparato que produce ozono. Éste es un gas cuyas moléculas están compuestas por 3 átomos de oxígeno es decir O3. Es un gas muy oxidante y se diluye muy fácilmente en agua o aceite que, una vez ozonizados asumen características altamente esterilizantes.

El funcionamiento del aparato es sencillo: un pequeño compresor hace pasar una corriente de aire alrededor de una lámpara de rayos UV o bien en una cámara donde se producen chispas eléctricas. Esto hace que el oxígeno del aire se transforme en ozono, O3. A la salida del aparato el aire ozonizado pasa por una manguera y un difusor de madera o cerámica que, introducido en el agua o aceite contenidos en un vaso o recipiente apropiado, se ozonizan.

Bastan 20 minutos para ozonizar el agua, que se puede beber, o el aceite que se puede usar, por ejemplo, para aliñar ensaladas etc. Hay que recordar que la Dra. Clark usa el aceite ozonizado para eliminar los huevecillos de *Ascaris* y las larvas de *Echinococcus*; ésta es la única manera de eliminarlos ya que están protegidos por varias membranas donde la fitoterapia, aún en dosis masivas, no puede penetrar, y tampoco las corrientes del Zapper.

El aceite ozonizado tiene la gran ventaja de que no

es necesario que los quistes de larvas se rompan para eliminar su contenido, ni es necesario que los huevos de *Ascaris,* con toda su carga de bacterias, salgan del parásito para ser eliminados.

El ozono penetra a través de todas las capas o membranas existentes y libera el organismo de la carga infectante.

La L-cisteína colabora en esta tarea, como ya habíamos visto anteriormente.

La Quelación

Ya hemos visto cómo eliminar del organismo los parásitos de todo tipo, cómo eliminar bacterias, hongos, productos químicos tóxicos contaminantes. Nos falta ahora ver un factor importante, determinante en la formación y desarrollo de tumores: los productos químicos y los metales pesados.

Todo metal en estado inorgánico o metálico es dañino para el organismo, aún en pequeñas dosis. En realidad, lo que cuenta no es la magnitud de la dosis en sí, sino la repetición a lo largo de toda la vida de actos que van introduciendo en el cuerpo, día tras día, el metal inorgánico.

Casi siempre son microdosis, partes por millón, pero suministradas continuamente, sin parar. Al principio el cuerpo intenta librarse de estos productos y lo logra, no sin esfuerzo, pero poco a poco, tras la continua ingesta y absorción por la piel, la cantidad acumulada va aumentando hasta que el organismo se declara incapaz de desarrollar esta tarea y enferma. Es necesario entonces intervenir para ayudarle a eliminar esos tóxicos.

La vía que propone la Dra.Clark es la desintoxicación, la no-introducción de más metales en el cuerpo, y la quelación.[6]

Existen en la farmacopea muchos productos quelantes, una parte de éstos para administración endovenosa y otra parte para administración por via oral o por la dieta.

En Estados Unidos existe un organismo, el ABCT (American Board of Chelation Therapy) y otro de nombre ACAM (American College of Advancement in Medicine). El primero prepara a los médicos y los autoriza a aplicar la terapia de quelación. El segundo es un colegio de médicos expertos en la aplicación de la terapia.

El ABCT define la terapia de la quelación como: «Un tipo de terapia médica destinada a restablecer la homeostasis celular por medio de agentes que se combinan con los metales o agentes bio-inorgánicos. La correcta aplicación de este método requiere también conocimientos de nutrición y ejercicio corporal, además de experiencia en la implementación de cambios en la forma de vida».

El termino «quelación» viene de la palabra griega «Khelé», que es el nombre de las tenazas que tienen algunos crustáceos en las extremidades de las dos patas delanteras. O sea que los agentes quelantes que se introducen en el organismo, atenazan los metales y los arrastran fuera del cuerpo vía emuntorios.

Según los médicos que aplican esta terapia, la vía endovenosa EV, es mucho más efectiva que la vía oral o dietética que está destinada a la prevención. Según estos médicos, la quelación oral no es un substituto de

---

6. La información que sigue la hemos extraído del libro *The Chelation Therapy* del Dr. Morton Walker, Ed. Avery Publishing Group, Inc. N.Y. 1990.

la quelación EV y requiere de un tiempo 8 veces mayor que esta última para surtir el mismo efecto.

Inicialmente el método de la quelación se desarrolló para tratar la aterosclerosis y prevenir problemas cardiovasculares como la angina de pecho y el infarto agudo de miocardio. Ahora la Dra. Clark lo utiliza para eliminar del cuerpo concentraciones de metales pesados y otros metales.

Un estudio realizado entre 1981 y 1982 revela que en los Estados Unidos mueren cada año cerca de 200 niños por envenenamiento de plomo y 10.000 más sufren daños de varia magnitud por el mismo motivo. Como consecuencia de esta situación, han sido tratados más de 200.000 niños con el método de la quelación con EDTA, y los resultados han sido muy satisfactorios.

Como agentes quelantes hay muchos productos naturales y de síntesis. Describiremos los más comunes, aunque no todos sirven para la quelación de metales:

EDTA: ácido etilendiaminotetraacético. Quelante muy activo para plomo, calcio, cobre, cadmio, y no muy activo para mercurio.

DMPS: 2,3,dimercapto propano 1 sulfonato. Quelante de plomo y cadmio, es excelente para el mercurio.

DMS : 2,3,dimercapto succínido (ácido). Quelante del plomo.

Ajo : Quelante de plomo, mercurio y cadmio.
Vit.C : Quelante en general.

Aminoácidos: L-cisteína, L-ornitina, L-arginina: todos buenos quelantes de metales.

Como quelantes naturales del cuerpo tenemos: ácido láctico, ácido acético, cortisona, y adrenalina.

Como hemos dicho anteriormente, la quelación es una técnica que nació para otros fines, por lo tanto no existen suficientes estudios sobre la quelación de metales como la entiende la Dra. Clark. Por el momento será necesario seguir sus consejos, evitando introducir en el cuerpo más metales, seguir una dieta adecuada y usar los quelantes específicos que ya se conocen, esperando ulteriores desarrollos de la ciencia farmacológica.

Tercera Parte

Capítulo VII

El tratamiento para el cáncer avanzado

Toda la información que hemos expuesto hasta aquí se encuentra en el libro *The Cure for All Cancers*, de la Dra. Hulda R. Clark, publicado por primera vez en 1993, y en otros trabajos que están mencionados en la bibliografía.

Todo lo que hemos explicado se refiere a las primeras etapas de la enfermedad, en las que el médico convencional todavía no ha tirado la toalla, ya que cree que aún puede hacer algo por la vida del enfermo.

Seis años más tarde, en 1999, salió el segundo libro sobre el cáncer, una obra ambiciosa que habla de la cura de todos los cánceres en estado avanzado, titulado *The Cure for All Advanced Cancers*. En esta obra la autora, después de profundizar mucho más el estudio sobre el proceso de formación y evolución del cáncer a lo largo de varios años de investigación y de experiencias directas con pacientes, nos explica los resultados de sus trabajos.

Es un estudio concienzudo, donde se desmenuza en profundidad y se reconfirma la teoría expuesta en el primer libro, descubriendo datos y procesos que antes Clark no conocía, pero que de todos modos en

159

nada varían el tratamiento necesario para curar la enfermedad. En este estudio se propone también un programa de veintiún días, especial para cánceres en un estadio avanzado, que ahora explicaremos, y que es aplicable también en los casos en que el médico haya pronosticado menos de seis meses de vida.

En estos casos las instrucciones para seguir el tratamiento deberán seguirse de forma mucho más estricta, digamos radical, en la medida en que el enfermo quiera y desee curarse y recuperarse.[1]

La actuación deberá pues seguir las siguientes pautas:

1. Si hay dolor, en primer lugar tomar todas las medidas necesarias para eliminarlo;
2. Llevar a cabo un tratamiento en profundidad de los dientes y de las encías donde alguna vez hubo dientes;
3. Seguir una dieta apropiada y rigurosa para reducir el volumen del o de los tumores;
4. Tomar suplementos vitamínicos y minerales en cantidades importantes, y de acuerdo con la capacidad de aceptación del organismo.

1) Eliminación del dolor

Según Clark el dolor, en un enfermo de cáncer, está producido en parte por el tumor, por la presión que

_____

1. Toda la información que se da en este capítulo está sacada íntegramente del último libro de la Dra. Clark, *The Cure for all Advanced Cancers,* cuya lectura recomendamos.

ejerce sobre los órganos que lo rodean, pero principalmente por la presencia de bacterias en la zona.

Las bacterias de la familia *Streptococcus* viven en nuestro cuerpo, aunque normalmente nos sintamos bien, agrupadas y formando colonias donde producen fenil. Este producto es metabolizado por el hígado, pero si por algún motivo el hígado no lo puede metabolizar, se acumula y produce dolor.

La presencia de *Streptococcus* en el organismo es el resultado de la presencia en el mismo de amianto, o de lantánidos, o sea que es el resultado de un sistema inmunitario deprimido.

Las cintas transportadoras para el procesamiento y el empaquetado de alimentos contienen amianto, y todos los alimentos manipulados de esta manera (también el azúcar) contienen amianto, ya que este con el roce mecánico va soltando diminutas partículas o agujas que se depositan sobre los alimentos transportados.

Cuando el amianto penetra en el cuerpo forma unas minúsculas torundas y en ese punto baja la inmunidad, permitiendo a las bacterias de agruparse y formar colonias.

Los lantánidos (también llamados tierras raras) se encuentran en los colorantes y pesticidas de las frutas (p.ej: el *Fast Green*, llamado también *Food Green 3*, que se usa para dar color a la fruta, y que penetra en profundidad en los frutos), en las tintas de imprenta, por consiguiente está en el aire en los lugares donde hay fotocopiadoras.

El parásito *Hasstilesia tricolor*, huesped habitual de los conejos, es fácilmente ingerido con los alimentos mal lavados, y es portador de *Streptococcus, Clostridium, C-mycobacterium, Plasmodium malariae, y Besnoitia*, estos dos últimos siendo protozoos.

161

También es portador del *c-myc*, un oncogen que podría provocar la división de las células.

Pero en los puntos donde hay dolor, el Sincrómetro detecta también otras bacterias, tales como la familia de las *Shigellas, Salmonellas, E. coli, Streptococcus aureus, Rhizobium, Lactobacillus, Streptomyces, Mycobacterium, Ascaris.*

Para eliminar el dolor hay que eliminar las bacterias. Veamos cómo se puede hacer:

El primer grupo se elimina con:

- pimienta de cayena: se empezará con una cápsula tres veces al día y se irá aumentando la dosis hasta llegar a 6 cápsulas al día por tres días seguidos;
- inositol: media cucharadita de té en un 1/4 de vaso de agua;
- aceite esencial de orégano: 3 gotas en una cápsula vacía, si no hay mucho dolor. Si el enfermo está tomando morfina, tomará 20 gotas tres veces al día;
- agua ozonizada.

Para el resto de bacterias la actuación tendrá que ser diferenciada, de acuerdo con las siguientes indicaciones:

- la *Salmonella* se eliminará con una solución de Lugol (ver en el último capítulo);
- la *Shigella* y la *E. coli* se eliminarán con cápsulas de cúrcuma y de hinojo;

– el *Streptococcus* con aceite esencial de orégano, aplicación de corrientes con el Zapper, y el programa completo de *Black Walnut, Wormwood* y *Clove*;

– el *Stafilococcus* se eliminará llevando a cabo hasta el final el tratamiento de la boca.

También habrá que eliminar el fenol, y esto se conseguirá de la siguiente manera:

1. Inositol: tomar de 1 a 3 cucharaditas tres veces al día antes de las comidas;

2. Jugo de remolacha recién hecho con un poco de vinagre: 1 cucharada tres veces al día antes de cada comida;

3. **Rhodizonate**: 133 mg tres veces al día antes de cada comida (se puede comprar en México);

4. Óxido de magnesio: 1 cápsula de 300 mg tres veces al día antes de las comidas.

Si el enfermo está tomando morfina, tan pronto como pueda deberá pasarse a la codeína, y más adelante a los calmantes que no causan adicción. Podrá probar también otros remedios, como por ejemplo:

– compresas de aceite de ricino aplicadas sobre la parte dolorosa;

– aspirina junto con niacina;

– benzoquinona;

– plata coloidal;

– enemas de café.

Si el dolor se reduce y se va, pero posteriormente reaparece, significa que la persona se ha vuelto a reinfestar de parásitos, y será necesario repetir toda la operación desde el principio.

También puede manifestarse el dolor por la presencia de cálculos en la vesícula biliar y en el hígado, que están llenos de bacterias y/o virus. Habrá que hacer varias limpiezas de hígado, siguiendo la receta standard pero utilizando aceite ozonizado en lugar de aceite normal, una cada 3 ó 4 días, y siguiendo las instrucciones que se dan en el último capítulo.

2) Revisar los dientes

Es importante revisar bien el estado de la boca. Esto abarca los dientes, las encías, y el hueso de las dos mandíbulas, para ver si no han quedado fragmentos de diente o cavitaciones, como consecuencia de extracciones anteriores, y estudiar los dientes que quedan.

Para ello es necesario hacer una ortopantomografía, posiblemente digital, y estudiarla minuciosamente. De esta manera se podrán encontrar fragmentos de dientes, cavitaciones, restos o fragmentos de obturaciones, hueso esponjoso, bolsas de infección.

Habrá que acudir al dentista y estudiar con él la radiografía. Los dientes canalizados, muertos, con coronas, o con bolsas de infección, deberán ser extraidos. Las cavitaciones deberán ser operadas nuevamente para limpiar el hueso y eliminar la fuente de infección, de manera que pueda formarse hueso nuevo sólido, que rellenará la cavitación. Todas las obturaciones deberán desaparecer de la boca, también las de plástico, aún las más pequeñas.

Hay que tener presente que, si se trata de un enfermo terminal y quiere salvar la vida, en la boca deberán quedar solamente dientes absolutamente sanos. Todo lo demás deberá ser extraido.

Al acudir al dentista es aconsejable llevar su propio antiséptico. Hay de tres tipos, y en orden de preferencia son:

- lejía sanitaria;[2]
- Lugol;
- plata coloidal.

Para uso interno la lejía deberá ser diluida al 5%. Se diluirá una cucharadita de té de lejía (5 ml) en medio litro de agua, y se usará para enjuagar la boca antes y después del tratamiento del dentista. NO hay que ingerir esta solución.

En alternativa, se diluirán 6 gotas de Lugol en medio vaso de agua, o bien se usará plata coloidal[3] en una concentración de 10 ppm, que deberá preparar el enfermo (en Estados Unidos se vende un aparatito para hacer la plata coloidal), y que utilizará a razón de dos cucharaditas en medio vaso de agua para hacer enjuagues.

Cuando el dentista practica una extracción, después debería limpiar el hueco aplicando la técnica Huggins, o sea eliminar todos los restos con instrumental especial.

Si las encías tienen un color grisáceo por los efec-

---

2. Ver Bunyan, *The use of hipochlorite for the control of bleeding*, en *Oral Surgery*, vol 13, 1960, pp. 1026-1032.

3. La plata coloidal es un antiséptico muy eficaz y que tuvo su momento de protagonismo antes de que llegaran los productos de síntesis. Ver *The Wonders of Colloidal Silver*, de Dhyana L. Coburn.

tos del mercurio, el dentista deberá aplicar la técnica Arichega (del nombre del dentista mejicano que la desarrolló, Benjamín Arichega), que consiste en cortar una tira de 6 mm de tejido sobre el borde de la encía, y aprovechar para limpiar el hueso, si hay cavitaciones antiguas y suturas. En pocos días la encía estará restablecida y limpia.

De esta manera se eliminarán de la boca restos de metales y productos tóxicos, además de *Clostridium* y *Stafilococcus*. NO se ponga los dedos en la boca. La higiene que se observe el primer día es importante para el resultado final del tratamiento.

El primer día no habrá que comer nada. El segundo día se beberán sólo líquidos, y al tercer día se podrán tomar alimentos sólidos licuados. Habrá que usar con regularidad los antisépticos mencionados, con la ducha dental, el cepillo, y los enjuagues.

Si es necesario hacer una dentadura postiza, deberá ser de metil-metacrilato y poliuretano, que es el material más seguro, y puede terminar el endurecimiento en casa, aunque tenga colorante rosa (ver el último capítulo).

3) La dieta para la reducción de los tumores

Llegados a este punto, es más importante para el enfermo reducir el tamaño de los tumores que seguir una dieta nutritiva. Para reducir los tumores habrá que hacer lo siguiente, tal como hemos visto con anterioridad:

1. eliminar los alimentos que contengan ácido malónico;

166

2. eliminar los alimentos que contengan metales y colorantes carcinogénicos, alcohol isopropílico, benceno, amianto, y ácido acrílico (proviene del aceite recalentado, de los dientes de plástico, y de las larvas de *Ascaris*);

3. limpiar el organismo de bacterias y huevos de parásitos;

4. eliminar los alimentos que contengan mohos (aunque no se puedan ver a simple vista).

Ya hemos visto con anterioridad todos los efectos destructivos para el organismo del ácido malónico y familia. Son cerca de 59 efectos diferentes que causan un perjuicio importante en el cuerpo.

El enfermo de cáncer debe evitar absolutamente todos los alimentos que puedan contener ácido malónico y familia. Ya hemos visto con anterioridad una lista de los alimentos que hay que eliminar, y no hace falta repetirla. El enfermo deberá atenerse rigurosamente a los alimentos permitidos.

Deberá evitar drásticamente todos los alimentos que contengan colorantes artificiales. Estos son: el amarillo mantequilla - DAB - (4-dimetil-aminoazobenceno), Sudan Negro B, Fast Green, Sudan IV (Scarlet Red). Estos se encuentran en gelatinas, caramelos, refrescos, leche, productos lácteos, tintes para el pelo, y un largo etcétera.

Evitar introducir en el organismo metales carcinogénicos. Para conseguirlo, deberá:

- cocinar en cazuelas de cerámica o vidrio (pyrex);

- cambiar la tubería del agua, ya sea de cobre o de

cualquier otro metal, y substituirla por tubería de plástico;

- cambiar la montura metálica de las gafas por una montura de plástico;
- eliminar la joyería y relojes metálicos, y cualquier metal que esté en contacto con la piel;
- eliminar todo el metal de la boca.

Y, aunque lo hayamos dicho ya muchas veces, vamos a repetirlo: hay que evitar introducir en el organismo el alcohol isopropílico. Hay que evitar con todas las fuerzas el amianto.

Para cocinar se usará exclusivamente aceite de oliva, y no se recalentará. No se comerán alimentos con mohos (recordemos que contienen Aflatoxina B, Patulina, y Zearalenone).

Habrá que cuidar al máximo de no introducir en el cuerpo ningún tipo de suciedad visible o invisible.

Los alimentos *Kosher* (los que consumen los judíos ortodoxos) han demostrado ser mucho más fiables que todo el resto, por lo menos en los Estados Unidos, por consiguiente podrían ser una buena alternativa a los alimentos convencionales.

Se limpiará la casa de contaminantes, como hemos descrito en un capítulo anterior. No se usará ropa nueva sin haberla lavado a fondo, contiene tintes y aprestos, los mismos que hemos visto antes (DAB y Sudan). En el lavado de la ropa, una vez separada la ropa blanca de la de color, habrá que añadir una pequeña cantidad de lejía para desinfección, si ésta lo admite, en caso contrario habrá que evitar ponerse esa ropa hasta que se haya recuperado la salud.

Si el pelo está teñido, habrá que mojarlo con lejía

dental (en Estados Unidos existe una lejía de «grado alimentario»), y enjuagarlo después de 5 minutos. Lo mismo habrá que hacer con las pelucas o postizos, si se usan.

La Dra. Clark le da mucha más importancia a lo que hay que eliminar del cuerpo que a lo que hay que tomar, porque antes de poner en marcha un tratamiento hay que poner el cuerpo en condiciones de funcionar medianamente bien, devolviéndole su capacidad inmunitaria y restableciendo el metabolismo, y esto sólo se puede hacer si se elimina todo lo que está perjudicando la salud.

Es cierto, dice, que también hay que tomar remedios para poner el cuerpo en condiciones de recuperarse, pero todo el resto que hay que tomar es para llegar a tener nuevamente una vida plena hasta edad avanzada (no sólo los clásicos 5 años de sobrevivir a la enfermedad).

Los remedios que el enfermo ha de tomar son Suplementos.

Es necesario que el enfermo de cáncer, y en especial si es terminal, o sea que le han pronosticado menos de seis meses de vida, tenga extremo cuidado con los suplementos que ingiere, pues es muy fácil que estos estén contaminados precisamente con las sustancias que queremos eliminar del cuerpo, tales como: colorantes, aromatizantes, sabores artificiales, eccipientes, antihumidificantes, gelificantes, lubricantes, esterilizantes, selladores.

Repetimos: hay que testar o hacer testar todo lo que se vaya a tomar con el Sincrómetro, o hacerlo testar en un laboratorio.

«LOS SUPLEMENTOS NO TESTADOS ESTÁN PROHIBIDOS PARA LOS ENFERMOS DE CÁNCER»

A continuación damos una lista de suplementos:[4]

Compuestos que proporcionan azufre (para eliminar los metales pesados):
- glutatione
- metionina
- cisteína
- ácido pantoténico
  (bajo forma de pantotenato de calcio)
- taurina
- vitamina B1
- ácido tióctico (o lipoico)

Expansores del ciclo de síntesis de la urea (para eliminar el amoníaco):
- ornitina
- arginina

Ayudas para la respiración:
- tiroxina
- niacina
- niacinamida
- ácido tióctico
- biotina
- vitamina B2
- coenzima Q10
- gluconato de potasio

Oxidantes (para eliminar las toxinas bacterianas e industriales):
- inositol
- solución de yodo de Lugol
- aceite ozonizado
- agua ozonizada
- Rhodizonate, sodio o potasio (de venta en México)
- benzoquinona (sólo para tratamientos clínicos)

Reductores (eliminación de toxinas):
- cisteína
- vitamina C (ácido L-ascórbico solamente)
- glutatione

---

4. Esta lista de suplementos ha sido tomada íntegramente del libro *The Cure for All Advanced Cancers*, de la Dra. Hulda R. Clark.

Co-factores enzimáticos (para reparar el metabolismo):
- vitamina A y
  beta-caroteno
- vitamina B6
- vitamina B12 y ácido fólico
- vitamina B1
- vitamina B2

Donantes del grupo del metilo (para reparar el metabolismo):
- metionina
- glicina
- hidrocloruro de betaína (para eliminar los *Clostridium*)

Minerales principales (para reparar el metabolismo):
- calcio (bajo forma de carbonato cálcico en polvo)
- magnesio (bajo forma de óxido de magnesio en polvo)
- potasio (bajo forma de gluconato de potasio)

Minerales traza (para reparar el metabolismo):
- boro
- manganeso (sólo bajo forma de complejo de levaduras)
- selenio (bajo forma de selenita de sodio y coco)
- germanio (sólo bajo forma de hierbas)

Desintoxicantes (eliminar productos químicos perjudiciales):
- glutatione (reducido)
- glicina
- L-cisteína
- ácido D-glucurónico
- ácido L-ascórbico
  (vitamina C)
- taurina
- vitamina B2
- coenzima Q10
- magnesio
- dimetilsulfóxido (DMSO)

Inhibidores de la RNAsa (eliminar la RNAsa):
- aceite de coco
- cartílago de tiburón
- caldo de pollo
- remolacha roja cruda

Inmunoestimulantes (eliminar los bloqueos inmunitarios):
- raíz de hydrangea
- papaína
- un imán muy flojo
- bromelaína
- metil-sulfonil-metano (MSM)

Para digerir los tumores
- pancreatina
- lipasa
- rábano picante preparado (peroxidasa y catalasa)

Varios
- aminoácidos esenciales
- ácido hidroclorhídrico
- aminoácidos no esenciales
- fosfato de inositol
- un imán fuerte
- EDTA
- aceite de orégano
- vitamina D3
- aceite de Gaultheria, crudo (no destilado ni sintético)

A continuación expondremos día a día el programa de 21 días para enfermos de cáncer, aunque sean terminales, tal y como lo presenta la Dra. Clark. A este propósito, ella dice que este programa es **sólo** para enfermos de cáncer y de ninguna otra enfermedad, y además dice también que no se ha de alargar más de los 21 días indicados, puesto que no hay estudios suficientes en este sentido.

Programa de 21 días para la cura del cáncer

El programa tiene un inicio moderado que va aumentando progresivamente, de manera que al final de la primera semana el enfermo ya estará tomando la totalidad de los remedios, el organismo estará relativamente limpio de toxinas y empezará el drenaje del tumor. Terminada la segunda semana se vuelve a llevar a cabo una limpieza del organismo para ponerlo en condiciones de iniciar la **reducción** del tumor. En el caso de que se trate de un tumor visible o que se pueda palpar, se utilizarán también productos de uso tópico.

Día 1

Se matarán todos los parásitos de una vez. Para ello habrá que tomar:

- 2 cucharaditas de postre de tintura de nogal extra fuerte;
- 9 cápsulas de 500 mg de clavo;
- 9 cápsulas de 200/300 mg de artemisia.

Se tomará la tintura mezclada con agua o con zumo de frutas, inmediatamente después de prepararla (una vez preparada pierde rápidamente su fectividad) y a pequeños sorbos. Las cápsulas se tomarán después o incluso más tarde durante el día, de una en una. Si el cáncer fuera de estómago o de hígado, quizá la tintura sea demasiado fuerte. En la lista de proveedores hay nombres de fabricantes de cápsulas de nogal en polvo.

Unas horas más tarde habrá que dar un repaso

173

para eliminar los parásitos y los virus que no han muerto con la tintura. Para ello se tomará:

– 2 cápsulas de 500 mg de L-cisteína dos veces en media hora. Se aconseja no conducir después de tomar este remedio, y de mantenerse sentados para evitar mareos;

– poner 4 gotas de HCl (5%) en una taza de aceite de oliva. Se ozoniza durante 25 minutos y se guarda en la nevera con el recipiente bien tapado. Si se ha de conservar varios días es mejor ponerlo en el congelador. Se toma una cucharada sopera por lo menos 5 horas después de la L-cisteína, no antes. Se puede mezclar con patatas chafadas u otro alimento para que sea más fácil de tomar.

Si queda poco tiempo antes de la operación prevista se puede aumentar la cantidad de tintura hasta 10 cucharaditas, tomadas ya sea todas juntas o en tandas de dos a lo largo de media hora, pero las cápsulas de clavo y artemisia no se aumentarán.

– se harán las corrientes con el Zapper cada día, siguiendo las instrucciones que hemos dado en otra parte del libro;

– se iniciará el trabajo dental. Si el tiempo disponible es breve pero el enfermo puede estar sentado en una silla, deberá acudir al dentista y hacerse extraer de una vez **todos** los dientes que lleven empastes de amalgama o de plástico, no hay tiempo para ir limpiando minuciosamente cada diente. También se limpiarán todas las canalizaciones visibles a los rayos X. Si hace falta

174

se hace con anestesia general, y si el número de glóbulos rojos fuera de 3,2 o menos, será conveniente recibir antes una transfusión de sangre. Si el tiempo disponible fuera mayor, entonces el trabajo de la boca podría hacerse de manera más progresiva;

– el enfermo habrá de ser muy cuidadoso con los remedios que toma, y actuar sobre el principio de que todos están contaminados, por consiguiente deberá testarlos todos;

– iniciará la dieta para la reducción del tumor, escogiendo alimentos libres de malonato, y eliminando el amianto, los colorantes, los lantánidos, lavando los alimentos en agua caliente por dos veces separadas 10 minutos la una de la otra;

– se desprenderá de todos los productos de aseo personal y seguirá las recetas contenidas en *The Cure for all Advanced Cancers*;

– empezará a tomar 2 cápsulas de 500 mg de glutatione tres veces al día antes de las comidas, siendo la última toma por la tarde para evitar tener demasiada energía por la noche. Si el enfermo está en cama, doblará la dosis, y si le quedan muy pocos días tomará 30 cápsulas al día, todas de una vez mezcladas con miel. Si le produjeran diarrea, las tomará en varias dosis con los alimentos;

– iniciará el tratamiento con Lugol, 6 gotas en medio vaso de agua tres veces al día después de cada comida;

– iniciará el tratamiento con tirosina: un grano (aproximadamente equivalente a 50 mgr) por la

175

mañana al levantarse el primer día, y dos granos (equivalente más o menos a 100 mgr) los días siguientes;

- solicite un análisis de sangre (SMAC 24, que incluya la prueba del hierro sérico) y un TAC;

- Se tomarán a 5 horas de distancia de la cisteína, el glutatione y la vitamina C, se pondrá en marcha la limpieza de riñon con las raíces de la receta; (ver Recetas);

- Se hará lo propio con la limpieza de hígado (ver *Hierbas para el hígado* en las Recetas).

Día 2

El contenido de las cápsulas de suplementos se puede vacíar y mezclar, para que sea más fácil de tomar. Si tienen mal sabor se aromatizarán, se pueden utilizar las cápsulas de suplementos que también son especias para aromatizar los otros. Es importante no sentir rechazo hacia los suplementos.

- se iniciará la toma de la limpieza de riñón (1 taza y 1/2 al día) y de las hierbas para el hígado (2 tazas al día). Al momento de beber se añadirán 2 gotas de ácido clorhídrico en cada taza;

- 10 cápsulas de 400 mg de coenzima Q10 se tomarán por la mañana al levantarse, ya sea antes o después de la pastilla de tirosina. Esta dosis se repetirá el día 7 hasta el día 14, y otra vez el día 19. Los demás días sólo se tomará una cápsula. Esto servirá para eliminar los colorantes azoicos acumulados en el bazo y en la grasa corporal, en

176

especial Sudan IV, DAB, y Sudan Black B. Se tomarán a 5 horas de distancia de la cisteína, el glutatione y la vitamina C;

- se iniciará con la vitamina B2 y el magnesio, 2 cápsulas de 300 mg cada una de vit. B2 y 1 cápsula de 300 mg de óxido de magnesio tres veces al día, para destruir el benceno y el fenol acumulados en el bazo y en la grasa corporal, además de los colorantes azoicos;

- 3 cápsulas de 300 mg tres veces al día de clorhidrato de betaína con las comidas, para matar los *Clostridium* del colon;

- se iniciará la toma de la vitamina B12, dos cápsulas de 1000 mcg tres veces al día con las comidas. Esta hace abrir los huevos de *Ascaris*, y se tomará sólo si con anterioridad se ha tomado cisteína y aceite ozonizado, se han hecho las corrientes y se está añadiendo HCl en todos los alimentos. En caso contrario habrá que aplazar la vit. B12;

- 2 gr. de vitamina C tres veces al día, pero se puede aumentar la dosis;

- medio litro de caldo de pollo cada día alternándolo con 2 ó más cucharadas de cartílago de tiburón al día (en ambos casos se añadirán 2 gotas de ácido clorhídrico);

- iniciar con la bromelaína o la papaína, 4 cápsulas de 1000 mg dos veces al día lejos de las comidas. Si la persona está muy enferma puede tomar ambos productos. Estos ayudarán a recuperar la inmunidad, digiriendo y eliminando el recubrimiento de ferritina de los glóbulos blancos.

177

- tomar 6 cápsulas de cúrcuma y 6 de hinojo tres veces al día, se tomarán con medio vaso de agua esterilizada con 2 gotas HCl;

- si el tumor se puede ver o palpar, se aplicará un producto de uso tópico (ver en Recetas).

Mientras, probablemente habrán llegado los resultados del análisis de sangre: el enfermo deberá estudiarlos y ver qué valores están demasiado altos o demasiado bajos, y tomar las medidas correspondientes.

Día 3

- iniciará con 25 mg al día de ácido fólico (es decir 25 cápsulas de 1 mg). Servirá para encoger o reducir los tumores y regenerar el tejido circunstante, y el cuerpo escogerá qué células va a destruir. En el caso de iniciar con el ácido fólico, habrá de interrumpir la quimioterapia con compuestos anti-folatos;

- 2 cucharadas soperas de jugo crudo de remolacha antes de las comidas, al que se añadirá 1 cucharadita de vinagre. Esto reducirá la formación de fenoles durante la digestión;

- 1 pellizco de niacina 3 veces al día junto con las comidas (si se toma demasiada el resultado será de una sensación de sofoco con picor seguida luego de escalofríos. Puede durar unos 20 minutos y no tiene mayor complicación);

- vitamina A en forma de tabletas o de líquido. Se

178

tomarán 100.000 UI diarias, lo que causará una ligera hipervitaminosis A durante las 3 semanas, aunque vaya acompañada de vitamina E. Podrán aparecer sarpullidos, dolor de cabeza, picores, descamación y caída de varios defectos cutáneos, como las verrugas. Si esto sucede, descansará tres días y volverá a empezar. **De ninguna manera se superará la dosis o el tiempo indicado sin supervisión médica**;

– 100 UI de vitamina E, si no está incluída con la vitamina A;

– se iniciará la toma de raíz de Hydrangea, 1 cucharadita dos veces al día para tener germanio de buena calidad;

– medir la producción diaria de orina, que deberá alcanzar un mínimo de 2 litros y medio, en caso de no ser así habrá que aumentar la ingestión de líquidos. Se necesita producir mucha orina para eliminar el amianto y el freón. También habrá que controlar el pH de la orina cada mañana, y hacer anotaciones;

– iniciar los enemas diarios, alternando el Lugol y la tintura de nogal extra fuerte, si hay dolor se usarán enemas de café solamente. Servirán para ir reduciendo el nivel de las bacterias en el intestino y se hará uno al día con medio litro de líquido (ver Recetas). Si la persona está muy enferma se harán dos al día.

Día 4

- tomar 500 mg de calcio cada día con una bebida ácida (las bebidas ya están acidificadas con vitamina C, vinagre, o ácido clorhídrico). Si el valor en sangre es más de 9,6 no se tomarán suplementos de calcio;

- tomar 2 cápsulas de 500 mg de metionina tres veces al día;

- tomar 4 cápsulas de 800 mg cada una de metilsulfonilmetano (MSM) dos veces al día para convertir el germanio y el hierro férrico malos en germanio y hierro ferroso buenos;

- beber 2 vasos diarios de agua ozonizada, servirá para eliminar metales pesados que se movilizarán en los tejidos y la grasa corporal, y matar los *Streptococcus*. También elimina el ácido acrílico y la acroleína;

- tomar tres veces al día 500 mg de vitamina B1 (si el apetito es bueno tomar sólo 1 vez al día);

- tomar 2 veces al día 250 mg de vitamina B6;

- tomar media cucharadita de gluconato potásico tres veces al día hasta que el nivel de potasio de la sangre llegue a 4,7. Se utilizará pulverizado sobre los alimentos como si fuera sal.

Día 5

- 2 cápsulas de arginina de 500 mg 3 veces al día;

- 2 cápsulas de inositol de 500 mg 3 veces al día;

180

- 2 cápsulas de ornitina de 500 mg 3 veces al día;
- 1 cucharadita de ácido glutámico 3 veces al día. En el caso de cáncer de hígado la cucharadita deberá estar bien llena;
- si el primer análisis de sangre realizado dio resultados críticos, a los cinco días habrá que repetirlo, si no fue tan malo será suficiente repetir diez días más tarde, y si los resultados iniciales fueron buenos será suficiente hacerlo a las 3 semanas;
- 1 cucharadita de pantotenato 3 veces al día;
- 1 cápsula de 500 mg de taurina 3 veces al día;
- aplicar un pequeño imán de unos 100 gauss con la cara norte sobre la columna en la base del cuello y fijarlo con esparadrapo, aplicar otro sobre la columna enseguida por encima de la cintura, y sentarse sobre la cara norte de un imán entre 1000 y 5000 gauss durante 30 minutos cada día. Esto aumentará el nivel inmunitario del organismo y ayudará a los glóbulos blancos y a la pancreatina para que vuelvan otra vez a funcionar y eliminar las bacterias del cuerpo. NO deberán usar los imanes las personas con marcapasos.

Día 6

- tomar aminoácidos esenciales y no esenciales, 2 cucharaditas en total, tres veces al día;
- tomar 1 cápsula de 250 mg de ácido glucurónico dos veces al día;

181

- 3 gotas de aceite natural de Gaultheria tres veces al día. No superar esta dosis ya que puede ser tóxico;

- 1 cápsula al día de 1 mg de biotina;

- 1/4 de coco crudo al día para tener la cantidad necesaria de selenio, ó 500 mcg de selenita de sodio seis veces al día;

- 1 cápsula de 500 mg de niacinamida dos veces al día;

- 20 gotas de aceite de orégano puestas en una cápsula vacía tres veces al día.

Día 7

- 15 mg de betacaroteno una vez al día;

- 500 mg de ácido tióctico una vez al día;

- 500 mg de ácido fítico (fosfato de inositol) en solución al 50%, 10 gotas en un vaso de agua tres veces al día.

En el caso de **cáncer de próstata**, tomar 1 cucharada diaria de semillas de lino lavadas con agua con unas gotas de lejía para eliminar las aflatoxinas y el zearalenone. También se les añadirá una pizca de vitamina B2 para eliminar el benceno. Se remojan unos minutos y luego se añaden a los cereales o a algún guiso. También se pueden pasar por la batidora. El resultado final deberá ser nuevamente esterilizado. Se tomará también de 10 a 30 mg diarios de gluconato de cinc.

En el caso de **cáncer de huesos** se tomará de 3 a 6 mg diarios de boro.

En el caso de **cáncer de hígado** se tomará Sylimarin, un derivado del cardo mariano, dos o tres veces al día. Se comerán verduras amargas y una bebida hecha con hígado crudo pasado por la batidora con agua.

En el caso de **cáncer de pulmones** se tomará una tisana hecha con una mezcla de gordolobo y consuelda mayor, y se comerá un diente de ajo crudo en cada comida.

Ha pasado una semana, los tejidos y la grasa corporal se han limpiado de parásitos, bacterias, metales y sustancias cancerígenas. Pero dentro de los tumores todavía quedan parásitos vivos. Se trata pues de vacíar los tumores de todo su contenido y de sacarlo del organismo por medio de la orina, por lo que habrá que beber grandes cantidades de líquidos.

Día 8

- durante la semana se reducirán las grandes cantidades de vitaminas del Día 7 a una tercera parte, es decir sólo una vez al día. Esto facilitará las elevadas dosis especiales de remedios.

- 40 cápsulas de glutatione (20 gr) de una sola vez, vaciadas y mezclado el contenido con miel, para proteger el hígado de la inundación de aflatoxinas y evitar el aumento de la bilirubina;

- DMSO para uso interno al 25% disuelto en agua aunque es peferible al 50% si se puede conseguir. Se usará una cucharadita como enjuague bucal, se tendrá en la boca varios minutos y luego se tragará. Se pueden añadir aquí las gotas de Gaultheria;

- 1/8 de cucharadita(750 mg) de EDTA tres veces al día en una taza de agua caliente, que servirá para arrastrar los metales pesados fuera del cuerpo;

- 12 gm de vitamina C que se tomarán de 2 en 2 gr en las comidas y entre las comidas;

- 40 cápsulas (12 gm) de vitamina B2, mezclada con miel y tomada de una sola vez 1 hora después de haber tomado el glutatione. Esto servirá para abrir los tumores;

- 1 cucharada sopera de aceite ozonizado tomado 5 horas o más después de la vitamina B2, para matar los virus;

- 10 cucharaditas de tintura de nogal extra fuerte (ó 2 cápsulas de nogal secado y molido 4 veces al día). 9 cápsulas de clavo y 9 cápsulas de artemisia una vez al día;

- 3 veces al día se tomará magnesio con los alimentos para eliminar el fenol producido por el benceno liberado;

- se sustituirá la bromelaína o la papaína por pancreatina y lipasa (1 cucharadita de cada) dos veces al día;

- 50 mg de Levamisole tres veces al día para matar los *Ascaris* y mantener los glóbulos blancos libres de ferritina;

- 25.000 UI de vitamina D3 (colecalciferol) para reblandecer los tumores eliminando los depósitos de calcio.

Día 9

Se eliminarán las toxinas liberadas de los tumores en el Día 8 tomando una dosis baja de glutatione y vitamina B2, mientras que el coenzima Q10 se mantendrá elevado.

- 10 cápsulas (4 gr) de coenzima Q10;
- 10 cápsulas (5 gm) de glutatione;
- 12 gm al día de vitamina C;
- 10 cápsulas (3 gm) de vitamina B2;
- 1 cápsula de magnesio tres veces al día;
- 2 vasos al día de agua ozonizada;
- 1 cucharada sopera al día de aceite ozonizado
- el programa contra parásitos.

Días 10, 12, 14

Se repite el Día 8, y se van alternando dosis altas y bajas de vitamina B2 y de glutatione.

Se deberá seguir llevando un control del estado de la sangre.

Días 11, 13

Se repite el Día 9.

Días 15 a 21

En los días pares se repetirá el tratamiento del Día 8, y en los días nones se repetirá el tratamiento del Día 9, pero el glutatione se cambiará a 10 gm (20 cápsulas de 500mg) y la vitamina B2 se cambiará a 6 gm (20 cápsulas de 300 mg) cada día. Excepto el Día 19, se reducirá el coenzima Q10 a una cápsula (400 mg).

Si se han seguido las instrucciones con exactitud, se han de ver los resultados. Para ello será necesario examinar los últimos análisis de sangre, hacerse un nuevo TAC y examinarlo para ver cómo está la situación. También habrá que considerar el nivel del dolor, del apetito y de la energía.

Todos estos resultados deberían empezar a mostrar una mejoría, en el caso de que no sea así significa que algo ha fallado y que el enfermo se ha reinfectado de parásitos o bacterias demasiadas veces durante el tratamiento, quizá porque no se ha completado el trabajo de los dientes, o porque la persona se está reinfectando con alimentos crudos no esterilizados. En este caso será necesario volver a empezar y seguir todo el programa.

Cuando los análisis de sangre empiezan a mejorar y los síntomas empiezan a reducirse, se puede disminuir la cantidad de suplementos. Cuando reaparece el apetito y el enfermo empieza a recuperar peso significa que el organismo está en el camino de la curación.

Llegados a este punto, la Dra. Clark dice: «¡Felicitaciones! Usted ha logrado lo que muy pocas personas consiguen. Cuando el último tumor haya desaparecido, organice una fiesta, se la ha merecido, y hágale un regalo muy especial a la persona que le ha cuidado.»

CAPÍTULO VIII

El tratamiento de otras enfermedades

A lo largo de sus estudios e investigaciones, la Dra. Clark no se ha limitado al tratamiento del cáncer, sino que ha visto la posibilidad de aplicar su técnica también a otras patologías tan serias como el cáncer, y para las cuales hasta la fecha la medicina oficial tampoco tiene una posibilidad de curación definitiva, como son la esclerosis múltiple, la enfermedad de Alzheimer, la esquizofrenia, o la epilepsia, para citar sólo algunas.

Como todos sabemos, los enfermos con estas patologías están abocados a una vida que dependerá siempre de unos medicamentos, marcada por unos efectos secundarios importantes, y con un empeoramiento progresivo que tarde o temprano los llevará a la invalidez y la muerte.

La Dra. Clark, que es una luchadora admirable y siempre preocupada por encontrar soluciones allí donde hasta la fecha no las había, también estudió el origen de múltiples enfermedades, y llegó a la sorprendente conclusión de que sólo había dos problemas por resolver para poder curar a estos enfermos:

187

eliminar parásitos y limpiar el organismo de contaminantes.

Según el tipo de contaminante y el lugar donde se localice, explica la Dra. Clark, los parásitos colonizarán uno u otro órgano, produciendo un amplio abanico de patologías, de las que se llaman crónicas, incurables, genéticas, etc. Ella demostró que muchas de las enfermedades «genéticas» no son tales, en el sentido de que no están contenidas en los genes, si bien sí pueden haber sido transmitidas a la persona por la madre o por el padre, pero de una manera tan sencilla como transmitirle al feto los parásitos y los contaminantes de los que los padres eran portadores.

Es decir que la Dra. Clark de un plumazo (pero un plumazo respaldado por años de investigación) desmitifica la mayor parte de las enfermedades «genéticas» y abre una rendija de esperanza para aquellos enfermos a los que siempre se les había dicho que habían nacido con una enfermedad determinada y que morirían con ella, y que además se la transmitirían a sus hijos, si es que llegaban a tenerlos.

Según Clark, efectivamente hay enfermedades que se encuentran regularmente en determinadas familias, unas veces atacan la línea femenina de la familia y otras veces atacan la línea masculina. Muchas veces atacan a ambas. Pero la *herencia*, en la mayor parte de los casos, y la *genética*, se reducen al hecho de que las familias, además de compartir un techo y una mesa, comparten también los malos hábitos higiénicos, las malas prácticas dentales propias (falta de higiene dental) y de los dentistas (mala deontología médica), unos alimentos contaminados por igual para todos, y unos malos hábitos alimentarios.

Según Clark podemos rechazar la herencia de los problemas de salud que hemos recibido de nuestros padres de una manera tan sencilla como comer mejor, evitar de contaminarnos con productos químicos, observar una higiene rigurosa de las manos y de los alimentos que se comen crudos, y aprender que los productos modernos tienen muchas cosas buenas, pero traen una carga de contaminación que muchas veces nuestro hígado, nuestro sistema inmunitario, y nuestros riñones no pueden soportar.

A continuación examinaremos algunas de las patologías estudiadas por la Dra. Clark y explicaremos la manera novedosa que ella tiene para desmitificar muchos de los fantasmas y monstruos que nos acechan a cada paso.

Puesto que antes hemos mencionado algunas enfermedades, explicaremos ahora el desarrollo de las mismas según Clark.

La esclerosis múltiple

La esclerosis múltiple es una afección del sistema nervioso central localizada en el cerebro y en la médula, y está causada por la presencia de ciertos parásitos (*Fasciolopsis buskii, Eurytrema pancreaticum, Fasciola hepatica, Chilomastix mesnii*) que se han instalado allí y están intentando reproducirse. La Dra. Clark también ha encontrado en estos enfermos *Shigella*, que es un parásito de la leche no esterilizada, y por lo tanto se encuentra también en todos sus derivados.

La solución es matar los parásitos con el *Zapper* y con la cura contra parásitos que ya conocemos, y a los pocos días los síntomas empezarán a remitir.

Sin embargo no es sólo una cuestión de parásitos. Al hacer las pruebas con el Sincrómetro se descubre que el cerebro y la médula están llenos de contaminantes, tales como el xileno y el tolueno que se encuentran en todos los enfermos de esclerosis múltiple, y atraen los parásitos a estos órganos permitiendo que se instalen allí. Estos contaminantes son disolventes que se encuentran en las pinturas y barnices, pero también se encuentran como contaminantes en las bebidas carbonatadas.

Otro contaminante que se encuentra en el cerebro y la médula de estos enfermos es el mercurio, que se ha filtrado hasta allí desde los empastes de amalgama, y que muchas veces va acompañado de talio, que, si cabe, es todavía más tóxico que el mercurio.

Por consiguiente, además de eliminar los parásitos, será necesario limpiar el organismo de contaminantes por medio de la limpieza de riñon y de la limpieza de hígado, además, claro está, de dejar de exponerse tanto a los unos como a los otros.

Cuando esta limpieza general sea una realidad (y el enfermo no deberá olvidar tampoco que su compañero o compañera de cama es una fuente de infección segura si no hace también una limpieza) poco a poco los síntomas empezarán a desaparecer y, si las lesiones producidas no son demasiado graves, el enfermo podrá curarse. En todo caso, si no puede recuperar lo perdido, por lo menos impedirá que la enfermedad empeore.

La enfermedad de Alzheimer

Esta enfermedad, que antes se encontraba raramente, se está convirtiendo en una plaga en la actualidad, y cada vez son más jóvenes las personas afectadas por ella.

La medicina oficial no tiene respuestas, y todo lo que hace es poner paños calientes, hacer reuniones con los familiares de los afectados, darles sugerencias sobre cómo comportarse con ellos, y seguir «investigando».

La Dra. Clark tiene una respuesta clara y contundente: la enfermedad de Alzheimer es producida por la presencia de metales, disolventes, y parásitos en el cerebro. No está claro si primero son los contaminantes que abren el camino a los parásitos, o si primero llegaron éstos. Sin embargo, evidentemente no es importante dilucidar este aspecto de la cuestión. Lo que realmente importa es que todos los enfermos de Alzheimer muestran en su cerebro la presencia de aluminio, mercurio, freón, talio, cadmio, xileno, tolueno,... ¿Hace falta más? Ninguna de estas sustancias tiene por qué estar en el cerebro de nadie, y lo más urgente es eliminarlas, sacarlas del cuerpo.

Tanto si la lista de ingredientes lo dice como si no, las pruebas realizadas con el Sincrómetro dan como resultado la presencia de uno o más de estos contaminantes en productos tan dispares como la sal, la levadura para dulces, los jabones de tocador y otros productos de aseo personal, además claro está del uso todavía difundido de cacerolas de aluminio, papel de aluminio para envolver los alimentos, los empastes dentales metálicos.

Para eliminar tanto veneno del cerebro será necesario acudir a un médico experto en técnicas de quelación, además de tomar ácido lipoico.

Lo siguiente será matar los parásitos, y para hacerlo, como ya se ha explicado varias veces, habrá que hacer la cura de parásitos con tintura de nogal negro, artemisia y clavo, además de sesiones diarias de corrientes con el Zapper, todo ello acompañado de una limpieza de riñón y posteriormente de una limpieza de hígado.

Sin embargo no está de más recordar otra vez que nada de lo que se haga tendrá un efecto duradero si el enfermo (o sus familiares) no limpia también su entorno, alejando los animales de compañía, eliminando las fuentes de contaminación de su boca (empastes) y de su casa (disolventes), comiendo alimentos cocinados a fondo para evitar seguir introduciendo los parásitos en su cuerpo.

El grado de recuperación del enfermo estará en proporción al tiempo que lleva en esa situación, y si en unos casos, cogidos muy pronto, la recuperación puede ser total, en los casos más avanzados será sólo parcial, pero por lo menos se impedirá que la enfermedad progrese y que la calidad de vida de la persona enferma y la de sus familaires siga deteriorándose.

La esquizofrenia

Según el Diccionario Terminológico de Ciencias Médicas (Ed. Masson), la esquizofrenia es una psicosis de carácter evolutivo, caracterizada por disociación psíquica, despersonalización y alteraciones del curso del pensamiento.

Según la Dra. Clark, en las familias con brotes esquizoides se encuentra más que en ninguna otra patología la presencia combinada de mohos, llegando a tener hasta cuatro o cinco variedades distintas, mientras por otra parte considera que no es necesaria la presencia de metales filtrados al hígado desde los dientes, ya que, argumenta, también niños pequeños pueden presentar la enfermedad, pero lo que sí hay es una lesión al hígado que puede haberse producido ya en la infancia.

Las toxinas que se encuentran presentes en los

pacientes esquizofrénicos son las ergotoxinas, la esterigmatocistina, la citocalasina y las aflatoxinas, y las distintas combinaciones y los varios niveles de toxicidad pueden producir desde reacciones violentas hasta episodios depresivos graves. Entre los parásitos más frecuentemente encontrados en este tipo de enfermos, la Dra. Clark menciona el *Mycobacterium phlei*, la *Shigella* que produce toxinas que se instalan en el cerebro y en el sistema nervioso causando depresión, ira e irritabilidad, y las variedades de *Ancylostoma*.

El tratamiento propuesto por la Dra. Clark pasa pues por eliminar todos los alimentos que puedan contener estas micotoxinas, tales como todo tipo de cereales, frutos secos y mieles y melazas varias, esterilizar la leche y sus derivados, asegurarse de que no se está introduciendo plomo o cobre en el organismo, y matar los parásitos con sesiones diarias de corrientes, además de limpiar el intestino de *Shigella*, alejar los animales de compañía de la casa, y hacer una limpieza de la boca para liberarla de metales y bacterias.

Dice la Dra. Clark que mucha de la violencia que se manifiesta en la sociedad norteamericana está causada por una alimentación excesivamente contaminada con mohos y bacterias, y que, si en las cárceles se siguiera un programa de control de las micotixinas y los parásitos, muchos de los problemas relacionados con la violencia se solucionarían.

La epilepsia

La Dra. Clark siempre encuentra larvas de *Ascaris* en el cerebro de los epilépticos, larvas que probablemente han llegado allí por accidente, ya que su lugar habitual de actuación es entre el intestino y los pulmones.

Estos *Ascaris* a su vez están contaminados de bacterias y virus, entre ellos *Bacteroides fragilis, Coxsackie B1 y B4.*

Además de los parásitos, en el cerebro se encuentran también metales pesados, tales como mercurio y plomo, y otras sustancias tóxicas como el vanadio del gas de la cocina, el PVC de las alfombras y cortinajes nuevos, el titanio y el circonio de los cosméticos, el amianto de la secadora de la ropa y del secador del pelo, el plomo del agua que bebemos y usamos para cocinar.

También se encuentran disolventes como el tolueno y el xileno de las pinturas, el GMS (glutamato monosódico) que se usa con mucha frecuencia en los alimentos preparados, en las pastillas para caldo, y recientemente parece que se está utilizando también para la repostería industrial, para *dar más sabor* a los guisos («y tú, ¿cueces o enriqueces?»).

Otros desencadenantes de los ataques epilépticos son el BHT (bishidroxitolueno) y el BHA (el bishidroxianisol), que son conservantes de los alimentos y que a menudo el fabricante aplica a los envases para poder declarar que tal alimento no lleva conservantes.

Un desencadenante de los ataques epilépticos es una sustancia natural llamada *malvín,* que es el pigmento natural de las uvas, las fresas, y las ciruelas. Aparentemente también las gallinas y sus huevos llevan grandes cantidades de esta sustancia.

Así pues, si se quieren evitar los ataques epilépticos, y no volver a tener ninguno, habrá que tener en cuenta lo dicho más arriba y evitar todo lo que pueda contaminar el cerebro y desencadenar un ataque. Esto deberá ir acompañado de una serie de sesiones diarias de corrientes, ampliadas también a los demás miembros de la familia, para asegurarse de que en esa familia no queda ningún parásito, ninguna bacteria, ningún virus.

Otras enfermedades

Podríamos mencionar muchas más enfermedades, enfermedades que cursan con dolor y otras que no son dolorosas, entre las primeras la artritis, el dolor de estómago, los dolores abdominales, el colon irritable, la cistitis, el asma, etc., y entre las segundas la diabetes, el eccema, la esclerosis múltiple, el alcoholismo, la depresión, la pérdida de memoria, y otras, y en todas ellas, sin excepción, se encontrarían parásitos y contaminantes. Para una información más detallada de todas las enfermedades estudiadas por la Dra. Clark recomendamos la lectura de su libro *The Cure for All Diseases*, que está dedicado precisamente a todas las enfermedades aparte del cáncer. Es una lectura muy reveladora que hace que nos hagamos la pregunta: «Pero entonces, ¿**por qué** estoy enfermo?»

La respuesta, evidente, queda en manos de cada quien.

Capítulo IX
Las recetas de la Dra. Clark

La Dra. Clark ha pasado muchos años de su vida estudiando las distintas patologías, buscando respuestas a las preguntas que se planteaba cuando las respuestas existentes no la satisfacían. Y cuando encontraba una respuesta coherente a sus dudas, buscaba el remedio para reconducir la situación de los enfermos hasta que pudieran llevar una vida normal y ser nuevamente personas sanas.

En sus libros hay muchísimas recetas: recetas para mejorar la salud; recetas de remedios; recetas para cocinar, para hacer cosméticos, para sustituir productos comerciales tóxicos. Nosotros hemos escogido algunas de las más interesantes para ofrecérselas aquí, con la esperanza de que les sean de utilidad, y recomendamos la lectura de los libros de la doctora para poder tener más sugerencias y consejos sobre cómo llevar una vida más sana, no tan moderna quizá, pero que garantizará una salud envidiable a las personas que se decidan a seguir íntegramente esos consejos.

Sin embargo, antes de pasar a las recetas, nos gustaría explicar en detalle el tratamiento normal para una parasitosis en adultos, en niños y en animales.

Ya hemos visto en el Capítulo VI los remedios necesarios para curar una parasitosis: estos remedios son los mismos para todos, lo único que varía es la posología. Veamos.

El tratamiento de las parasitosis en los adultos

El tratamiento se desarrolla a lo largo de 3 semanas de la siguiente manera:

- el primer día se tomará 2 cucharaditas de tintura de nogal disueltas en medio vaso de agua que se beberá a pequeños sorbos a lo largo de 15 minutos;

- asimismo se tomará 3 cápsulas de artemisia (*Wormwood*) en una sola toma;

- por último se tomará 3 cápsulas de clavo (*Clove*) tres veces al día.

- todos los productos se tomarán antes de tomar los alimentos.

- el segundo día se tomará 4 cápsulas de artemisia en una sola toma y 3+3+3 cápsulas de clavo.

- las cápsulas de artemisia se irán aumentando en 1 cada dos días hasta llegar a 7, cuando se pasará a tomarlas 1 vez a la semana;

- las cápsulas de clavo se tomarán en la dosis de 3+3+3 durante cinco días. A partir de ahí se tomará 7 cápsulas de una sola vez y una vez a la semana.

- en cuanto a la tintura se tomarán dos cucharaditas 1 vez a la semana.

Estas dosis servirán para tres semanas, que es el tiempo necesario para curar una parasitosis normal.

La ornitina por su parte se tomará por la noche antes de acostarse en dosis de 2 a 4 cápsulas, según la necesidad.

El tratamiento de los parásitos en los niños

En los niños el tratamiento es un poco más complicado.

TINTURA
los niños empezarán con una gota el primer día, e irán aumentando 1 gota cada día (es decir 1-2-3-4-5 gotas) hasta el 5° día.

A partir de ahí las tomas dependerán de la edad:

Menos de 6 meses:	1/4 cucharadita 1 vez por semana;					
6 meses a 5 años:	1/2	«	« «	«	«	
6 a 10 años	1	«	« «	«	«	
11 a 16 años	1. 1/2	«	« «	«	«	

WORMWOOD Y CLOVE
Empezarán con 1 cápsula al día y aumentarán la dosificación un día por cada año de edad. Por ejemplo, un niño de 4 años seguirá el programa hasta el cuarto día (4 cápsulas), y luego parará.

Los niños no seguirán el programa de mantenimiento, sino que sólo harán el tratamiento cuando estén enfermos.

En el caso de cáncer infantil, debería seguirse un programa mucho más enérgico pudiendo llegar a tomar hasta 16 cucharaditas de tintura si fuera necesario.

Programa de desparasitación para animales domésticos

Los animales domésticos tienen muchos de los parásitos que tienen los humanos, de hecho son ellos los que los transmiten, por lo menos algunos de ellos, por consiguiente será necesario desparasitarlos, tanto para su propio bienestar como para el de sus amos. Las cantidades indicadas son para animales de 5 kgs. Y se irán variando según el peso del animal (perro o gato).

Se empezará dándoles 1 cucharadita al día de agua de perejil, preparada como para la limpieza de riñón. Esto servirá para que los riñones estén en buenas condiciones al momento de eliminar los desechos de parásitos muertos. Este tratamiento se seguirá durante una semana antes de iniciar con la tintura de nogal.

1 gota de tintura sobre la comida. Los perros tomarán este remedio cada día, los gatos 2 veces por semana.

Una semana más tarde se iniciará con el Wormwood: se abrirá una cápsula y se pondrá la punta de un cuchillo sobre los alimentos.

Una semana después de esto se iniciará con el Clove, una puntita minúscula que se cogerá de una cápsula con la punta de un cuchillo.

A la cuarta semana los animales estarán tomando agua de perejil, tintura, Wormwood y Clove. Terminada la cuarta semana interrumpirán el tratamiento, y lo repetirán más adelante. Se aconseja hacerlo de manera regular periódicamente.

Limpieza de riñón

La limpieza de riñón forma parte integrante de la cura contra los parásitos, que a su vez es la base de la cura del cáncer.

Para una limpieza de riñón de 3 semanas se necesitarán los siguientes ingredientes:

- 1 dosis de raíces de *Hydrangea arborescens,* de *Althaea officinalis*, y de *Eupatorium purpureum.* Puesto que menos para la *Althaea off.*, las demás no se encuentran aquí, habrá que pedirlas a Estados Unidos (ver las direcciones al final);
- glicerina, posiblemente vegetal, en caso contrario la normal;
- 1 manojo de perejil fresco.

Por la noche se pondrán en remojo las raíces en 2,5 litros de agua filtrada o de botella, y al día siguiente se harán hervir durante 20 minutos a fuego bajo. Una vez hervidas se escurrirán las raíces y se guardarán en el congelador. Se reserva el agua.

Aparte se hará hervir el manojo de perejil bien lavado en 1 litro de agua como la anterior durante 3 minutos. Se escurre, se tira el perejil y se mezclan las dos aguas obtenidas. Se guarda en la nevera un litro de la mezcla y lo que queda se reparte en botellas pequeñas (p. ej. de 1/2 litro) que se guardarán en el congelador.

Cada día se tomará 1/4 de litro de este caldo al que se habrá añadido una cucharada sopera de glicerina, y se irá tomando a pequeños sorbos a lo largo del día. Cuando se esté terminando todo el caldo, se volverán a hervir las raíces guardadas en el congelador en 1,5 litro de agua durante 10 minutos. Se hará lo propio con el perejil, se mezclarán las dos aguas, y se seguirá tomando con la glicerina hasta que se acabe. En total la limpieza de riñón durará aproximadamente tres semanas, lo mismo que el programa contra los parásitos, y dejará los riñones limpios y libres de contaminantes, cálculos y arenillas.

La limpieza de hígado

Que el hígado esté limpio y trabajando al 100% de su capacidad es una necesidad para todos, pero todavía más para un enfermo, sobre todo si se trata de un enfermo de cáncer, ya que de la capacidad del hígado de eliminar toxinas depende en gran medida la curación de la persona.

Por esto la Dra. Clark atribuye tanta importancia a la limpieza de hígado, y ha ideado un programa que hace que se eliminen las toxinas almacenadas, los cálculos hepáticos y de vesícula y el colesterol de una manera rápida, barata y sin riesgos.

A continuación explicamos cómo.

Ingredientes:

- 35 gr de sulfato de magnesio

- 1,5 dcl de aceite de oliva (mejor ozonizado)

- 1 pomelo rosa grande ó 2 pequeños, en total se necesitará 2 dcl de zumo (el pomelo rosa es más dulce que el otro, pero caso de no encontrarlo también el otro sirve)

- de 4 a 8 cápsulas de L-ornitina

Es de suma importancia seguir las instrucciones de manera rigurosa, para evitar malestares innecesarios. También será conveniente escoger un día en que se pueda estar tranquilos, para hacer la limpieza de hígado sin prisas y sin interferencias.

202

El día en que se vaya a empezar se tomará el último alimento y la última bebida antes de las 14 horas, siendo las comidas de ese día muy ligeras y pobres en grasas. Esto permitirá que se acumule la bilis y haga presión en el hígado para cuando se empiece la limpieza.

Se preparará el sulfato de magnesio disolviéndolo en 3/4 de litro de agua filtrada o de botella, y se guardará en la nevera (si está bien frío será menos desagradable de tomar). Si se quiere se puede guardar repartido en cuatro dosis iguales.

A las 18 horas se tomará la primera dosis. Dos horas más tarde, a las 20 hrs, se tomará una segunda dosis.

Antes de las 22 hrs se exprimirán los pomelos y se mezclará el zumo con el aceite de oliva agitando el recipiente en el que se haya puesto los ingredientes. La persona se preparará para irse a la cama de manera que ya no tenga que levantarse (esto es muy importante) y a las 22 se tomará la totalidad del brebaje junto con las 4 cápsulas de L-ornitina (8 si sufre de insomnio) *estando de pie*. Inmediatamente se acostará sobre la espalda e intentará mantenerse inmóvil por lo menos durante una media hora. Esto es muy importante para el buen resultado de la operación.

Gracias al sulfato de magnesio y a las cápsulas de ornitina no sentirá ningún dolor y podrá dormir durante toda la noche. A la mañana siguiente, pero no antes de las 6, tomará la tercera dosis de sulfato de magnesio, y dos horas más tarde la última. Si quiere podrá regresar a la cama.

Después de 2 horas de la última toma podrá empezar a tomar algún zumo, y un poco más tarde podrá comer algo de fruta, si lo desea. Pasada una hora podrá tomar alimentos normales, aunque se aconseja que sean ligeros. Para la hora de cenar ya debería sentirse bien del todo y comer normalmente.

Por la mañana, después de la tercera toma de sulfato de magnesio empezará a visitar el baño. Probablemente no tendrá retortijones ni ningún dolor, pero las deposiciones serán prácticamente líquidas. Estas visitas probablemente se repetirán varias veces a lo largo del día. Si se toma la molestia de mirar, verá que encima del líquido flotan unos grumos de tamaños variables y de color verde: estos son cálculos biliares, y pueden llegar a varias decenas ya la primera vez. También podría ver una especie de paja flotando, esto es colesterol.

Después de esta limpieza se sentirá mucho mejor, porque el hígado podrá empezar a trabajar. Sin embargo no durará mucho, porque habrá eliminado sólo lo que estaba más avanzado en el hígado y la vesícula, al vaciarse cientos de otros cálculos avanzarán para ocupar el espacio que ha quedado libre.

La Dra. Clark aconseja repetir la limpieza 6 semanas más tarde.

Un protector para el estómago y el intestino

Para los pacientes que sufran de úlcera de estómago, o de colon irritable, o que de todos modos tengan el aparato digestivo sensible, la Dra. Clark da una receta sencilla, natural (por supuesto), y fácil de preparar.

Los ingredientes son:

- corteza de olmo molida tan fina como sea posible (en herboristerías)
- alginato sódico (en droguerías)

Se mezcla una cucharada sopera de corteza de olmo en un vaso de agua. Aparte se diluye a fuego bajo media cucharadita de moka de alginato sódico. Puesto que el diluir el alginato es muy trabajoso, se sugiere que se diluya por lo menos la cantidad necesaria para dos días, y lo que sobre se guardará en la nevera.

Cada día se tomará 1 cucharada sopera de corteza de olmo 3 veces al día antes de las comidas, y media cucharadita de moka 1 vez al día. Cuando las dos tomas coincidan se pueden mezclar los dos productos. Estos formarán una capa protectora en el esófago, estómago e intestino, evitando así que los remedios o los alimentos provoquen reacciones dolorosas.

La solución de Lugol

El Lugol se puede encontrar en el comercio, pero según la Dra. Clark es muy peligroso para un enfermo utilizar este producto, porque es muy fácil que esté contaminado con alcohol isopropílico o con alcohol metílico. Por ello da una receta fácil para prepararlo en casa, o se puede pedir al farmacéutico que nos lo prepare.

Se necesitará:

– 44 gr de yodo granular

– 88 gr de yoduro de potasio granular

Se disuelve el yoduro de potasio en medio litro de agua, una vez disuelto se añaden los cristales de yodo y se acaba de completar con agua hasta tener un litro de líquido. Agitar. Tardará un día en disolverse completamente. Agitar de vez en cuando.

No deberán utilizarlo las personas alérgicas al yodo.

Se utilizará según lo indicado en el libro.

Endurecimiento de la dentadura

Esta receta sirve para endurecer varios tipos de dentadura para evitar que rezumen los contaminantes químicos que contienen.

Se necesitará:

– un termómetro de inmersión

– un cazo de metal

Se pone un par de dedos de agua fría en el cazo y se pone a fuego muy bajo. Se coloca el termómetro en el agua. Vigile la temperatura en el termómetro, debería alcanzar los 65°C en 20 minutos, no antes. Si el calentamiento ha sido más rápido, tire el agua y vuelva a empezar. Ahora puede colocar la dentadura en el cazo, añada agua fría para volver al nivel anterior de manera que la dentadura quede bien cubierta por el agua, y vuelva a calentar como antes. Cuando se alcancen los 70°C apague el fuego y deje la dentadura dentro del agua otros 10 minutos.

Tire el agua y enjuague la dentadura con agua fría. Ahora está lista. Se aconseja repetir la operación un par de veces con agua nueva cada vez.

Hierbas medicinales para el hígado

Esta receta no tiene nada que ver con la limpieza de hígado que se ha dado más arriba. Se trata de unas hierbas para mantener el hígado en buenas condiciones de funcionamiento.

Se pedirá a un buen herbolario que prepare la siguiente mezcla:

- 6 partes de *Symphytum officinale*
- 6 partes de *Quercus alba*
- 3 partes de *Verbascum thapsus*
- 2 partes de *Glycyrrhiza glabra*
- 2 partes de *Dioscorea villosa*
- 2 partes de *Sylibum marianum*
- 1 parte de *Lobelia inflata*
- 1 parte de *Scutellaria lateriflora*

Se mezclan bien todas las hierbas. Se pone una taza de la mezcla en dos litros de agua y se pone al fuego. Cuando empieza a hervir se apaga y se deja descansar unas 6 horas, o toda la noche. A la mañana siguiente se le da un hervor fuerte durante unos minutos. Se cuela. Las hierbas se guardarán en el congelador para volverlas a usar una vez más. Se estiriliza con HCl. Se beberán dos tazas de este caldo cada día durante 6 a 8 semanas, endulzándolo si se quiere.

Pomada para reducir los tumores superficiales

Esta pomada se utilizará durante el tratamiento de 21 días para cánceres avanzados.

Para las excrecencias sobre la piel se necesitará:

- 1 gota de vitamina A de 50.000 UI
- 1 gota de aceite de Gaultheria
- 1 gota de DMSO (dimetil-sulfóxido), como penetrante
- 1 pizca de polvo de nogal negro seco
- 1 pizca de vitamina B2 en polvo

Se mezcla todo con una espátula de plástico. Se aplica con el dedo sobre la piel afectada e inmediatamente se tapa herméticamente con cinta adhesiva o con cinta de celofán, y se deja actuar durante tres días. Si el cierre se levantara, añada más cinta. No se lo quite, no utilice jabón ni cosméticos ni aceites de ningún tipo.

Repita la operación después de tres días. Simultáneamente tome de 1 a 3 gotas de vitamina A (50.000 UI por gota) cada día.

Puede ser que sienta un poco de ardor en la zona, y la piel empezará a levantarse y a caer. Es exactamente el resultado que se persigue.

En el caso de tumores bajo la piel, pero suficientemente superficiales como para sentirlos al palpar, esta pomada tiene muchas posibilidades, pero habrá de prepararla en cantidades mayores:

1 cucharadita de vitamina A (1,5 M U/gr)
1 cucharadita de DMSO
1 cucharadita de aceite de Gaultheria
1 cápsula de vitamina B2 (300 mg)
1 cápsula de polvo de nogal negro

Se colocarán todos los ingredientes en un tarrito y se mezclarán a fondo. Después de aplicar la pomada sobre la zona afectada, se cubrirá con una hoja de plástico y se fijará herméticamente en los bordes. No se lo quite ni para ducharse. Después de 3 días añadirá pomada o la sustituirá.

Tomará de 1 a 3 gotas de vitamina A (50.000 UI por gota).

El uso continuado de esta pomada junto con la toma de vitamina A por vía oral puede producir una hipervitaminosis A, con dolor de cabeza, enrojecimiento de la piel, picores, descamación. Deberá valorar este inconveniente en contraposición con las ventajas que le acarreará el uso de la pomada. También podría descansar 6 días después de dos aplicaciones para que desaparezcan los síntomas y luego volver a empezar.

Enema de café

Dice la Dra. Clark que este enema es muy beneficioso pero habrá que tomar precauciones especiales a causa de la contaminación de amianto que se ha encontrado en todos los cafés que ella ha testado. También ha encontrado huevecillos de *Ascaris* y mohos.

Se utilizarán 4 cucharadas soperas bien llenas de café normal y se harán hervir durante 3 minutos en 1 litro de agua. Se dejará descansar 10 minutos y se volverá a hervir otros 5 minutos. Fíltrese con un filtro doble para eliminar el amianto y esterilice con una gota de Lugol por taza (esto matará los mohos).

Este enema está especialmente indicado en los casos de dolor, además matará los *Ascaris* y estimulará la producción de bilis.

Los libros de la Dra. Clark contienen muchas recetas, como ya hemos dicho, y no las vamos a transcribir todas. Hemos puesto las indispensables para las personas que quieran acometer la tarea de vencer su enfermedad y recuperar la salud.

Para más información recomendamos la lectura de los libros.

210

CONCLUSIONES

En el curso de este largo recorrido por las medicinas alternativas hemos podido examinar una gran cantidad de terapias diferentes para la cura del cáncer.

Algunas nos han parecido obvias, previsibles, otras novedosas, en algunos casos de una simplicidad palmaria, pero hemos querido presentarlas todas para que cada lector pueda hacerse una idea de lo que se hace en el mundo, por lo menos en una parte de él, y en el caso de que esté especialmente interesado tendrá un punto de partida para empezar sus propias investigaciones.

También, en el caso de enfermos que deseen intentar un camino distinto para recuperar la salud este libro podrá serles muy útil.

Como el lector habrá observado, las clínicas con métodos más avanzados y más originales se encuentran en México, a poca distancia de la frontera con Estados Unidos pero en México, y probablemente se habrá sorprendido.

Ya hemos dicho en otra parte del libro que el país de la libertad es tal sólo de una manera relativa, y mientras no se pretenda romper o cambiar los esquemas convencionales. Y son convencionales en la medida en que importantes colectivos profesionales y económicos tienen interés en que así sea, y están dispuestos a llevarse por delante a todos aquellos que ponen en entredicho métodos y sistemas que a ellos les producen grandes beneficios. Que después esos beneficios no sean tales para los enfermos que tienen que someterse y aceptar esos métodos, es una cosa que carece de importancia.

Desgraciadamene, a medida que avanzamos en el tiempo nos encontramos cada vez más limitados en nuestra capacidad y posibilidad de decidir sobre temas de importancia para nuestra salud, nuestro desarrollo físico y espiritual, nuestro trabajo.

Vemos cómo la política es cada vez menos libre de decidir no digamos ya en función del bien común y de la conveniencia de los pueblos, sino siquiera en función de los intereses particulares de los políticos y de los partidos de los que dependen, porque ahora quien manda son las grandes multinacionales, y los gobiernos ya no pueden decidir de manera autónoma, sino siempre obedeciendo órdenes y teniendo en cuenta los intereses de las multinacionales. En realidad, ellas son las que gobiernan, desde la sombra a veces, pero cada vez más a cara descubierta.

En el área de la salud quienes mandan son en primer lugar los grandes laboratorios farmacéuticos, que están incluso por encima de la clase médica, de los hospitales, de los ministerios de sanidad, pero no son sólo ellos, las grandes industrias químicas, las industrias de la alimentación, los grandes fabricantes de fertilizantes químicos, etc.

Sin embargo sería un error atribuir toda la culpa de la situación a ellos. Nosotros somos quizá más culpables. Nos hemos alegrado cuando nos hemos encontrado los alimentos precocinados, que reducían el trabajo del ama de casa; nos hemos alegrado cada vez que ha salido un detergente para lavadoras que lavaba «más blanco»; nos hemos alegrado por toda la variedad de refrescos que teníamos para escoger; hemos aplaudido cuando han salido los pesticidas que no dejaban ni un bicho vivo en los campos, los productos que se enchufan para matar mosquitos, los productos de limpieza que cada vez lo hacían mejor... y no nos hemos parado a pensar que cada vez nuestra vida se volvía menos natural, que cada vez que matábamos algo en la naturaleza también matábamos algo dentro de nosotros mismos: matábamos nuestra salud, nuestra independencia, nuestra capacidad de decisión. No hemos pensado que allá donde se pone química, por más que se lave después siempre queda algo. Ese algo es lo que nos enferma, lo que nos lleva a la muerte.

Vivimos más años, nos dicen. Y ¿qué? ¿Para qué? Cada año de vida que añadimos es un año más de consumir medicamentos, un año más de ser usuarios de la sanidad pública y privada, un año más siendo consumidores, de lo que sea, lo importante es que consumamos. Pero, ¿dónde está la calidad de nuestras vidas? Los alimentos están contaminados, el aire, las aguas, la naturaleza toda está contaminada, no tenemos capacidad de decisión propia y autónoma, somos verdaderos rehenes de secuestradores sin nombre, y nos alegramos de esos años de más sin pensar que sería mucho mejor añadir calidad a nuestras vidas, y no años.

Por suerte en este panorama tan poco alentador, encontramos voces rebeldes como la de la Dra. Hulda R. Clark, la del Dr. Frank J. Jerome, la del Dr. George E. Meinig, y otros muchos que han expuesto su seguridad, su buen nombre, y su posibilidad de seguir trabajando, con tal de no callarse, con tal de no permitir que los crímenes contra la salud, si no se castigan que por lo menos se conozcan, y que el gran público tenga la posibilidad de saber lo que está pasando y la capacidad de decidir de manera informada.

APÉNDICE

Los productos necesarios para la cura del cáncer se pueden conseguir en:

SELF-HEALTH RESOURCE CENTER   Chula Vista, CA 91911
1055 Bay Blvd., Suite A   Tel.: (619)409-9500

En esta misma dirección se podrá tener información en el caso de que se quiera seguir el tratamiento en la clínica de la Dra. Clark. Por otra parte en Europa hay una filial donde también se pueden comprar los productos:

SELF HEALTH CENTER GMBH
Tel.: 41-61-927 56 96   Fax.:41-61-927 55 56

Para los libros aquí van algunas direcciones:

NEW CENTURY PRESS
1050 Bay Blvd., Suite C   Tel: (619) 476-7400
Chula Vista, CA 91911   Fax: (619) 476-7474

PROMOTION PUBLISHING
3368 Governor Dr. Suite 144   San Diego, CA 92122

FUTURE MEDICINE PUBLISHING, INC.
1640 Tiburon Blvd., Suite 2   Tiburon, CA 94920

BION PUBLISHING   Ojai, California

TOOLS FOR WELLNESS
9755 Independence Avenue   Tel.: (818) 885 90-90
Chatsworth, CA 91311-4318   Fax: (818) 407-0850

Hay muchas más direcciones interesantes, pero sería muy largo darlas todas aquí. Por otra parte las personas interesadas sepan que en cada uno de los libros de la Dra. Clark y en *Definitive Guide to Cancer* hay direcciones tanto de proveedores como de los médicos y centros que se han mencionado en este libro.

LECTURAS RECOMENDADAS

Nathaniel ALTMAN, «Oxygen Healing Therapies», Healing Arts Press, Rochester, Vermont

Paul CHESTER BEAVER y otros, «Parasitología clínica», Salvat

Sharon BEGLEY «The Cancer Killer», *Newsweek*, dic. 23, 1996

Hulda R. CLARK, «The Cure for All Cancers»
  – «The Cure for All Diseases»
  –«The Cure for HIV and AIDS»
  –«The Cure for All Advanced Cancers»
  New Century Press, San Diego, CA.

Dhyana L. COBURN, «The Wonders of Colloidal Silver», AA Micro, Arroyo Grande, California

W. John DIAMOND, «A Definitive Guide to Cancer», Future Medicine Publishing, Inc., Tiburon, California

P. FARRERAS, «Medicina Interna», tomo I, pág. 1069 a 1112, Editorial Marín

Jesse GREENSTEIN, «Biochemistry of Cancer», Academic Press, New York

M. HOLLENSTEIN, «Mutations in Human Cancers», *Science*, vol. 253, 5.7.91

Dr. Frank J. JEROME, «Tooth Truth», ProMotion Publishing, San Diego, California

George E. MEINIG, «Root Canal Cover-up», Bion Publishing, Ojai, California

Mims, PLAYFAIR y otros, «Microbiología Médica», Mosby/Doyma Libros

Ralph W. MOSS «The Independent Consumer's Guide to Non-Toxic Treatment & Prevention», Equinox Press, New York

Revista *NEXUS*, Gran Bretraña «Cancer: causes, cures, contacts & related information»

Irving SAX «Dangerous Properties of Industrial Materials», Van Nostrand, Reinhold, New York

Stewart SELL «Diagnostic Uses of Cancer Markers», *The Female Patient*, vol. 9, agosto 1984

Dr. Morton WALKER «The Chelation Way», Avery Publishing Group, Inc., Garden City Park, New York

Otto WARBURG «The Metabolism of Tumors», Cosntable & Co., Ltd., London

– –«Vademecum Internacional»

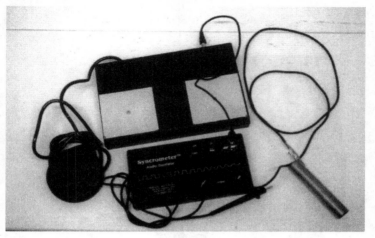

FOTO N° 1
EL SYNCROMETER®

Este es el Sincrómetro, un aparato de biomediciones, fundamental para llevar a cabo la técnica de la Dra. Hulda R. Clark. Mientras el paciente sostiene con la mano derecha el electrodo de cobre, envuelto en una toallita blanca mojada, el terapeuta coloca en el platillo de la derecha sucesivamente las muestras de parásitos, contaminantes, metales pesados, y marcadores tumorales, y con el puntero va haciendo toques sobre la mano izquierda del enfermo. La señal acústica emitida por el aparato (resonancia) será el indicador de si el paciente está contaminado por el testigo colocado en el platillo. En caso afirmativo, el terapeuta buscará la localización en el organismo del paciente, colocando sucesivamente en el platillo izquierdo muestras de órganos preparados para su estudio al microscopio, y nuevamente la señal acústica irá indicando si ese parásito o ese contaminante se encuentra en ese órgano.

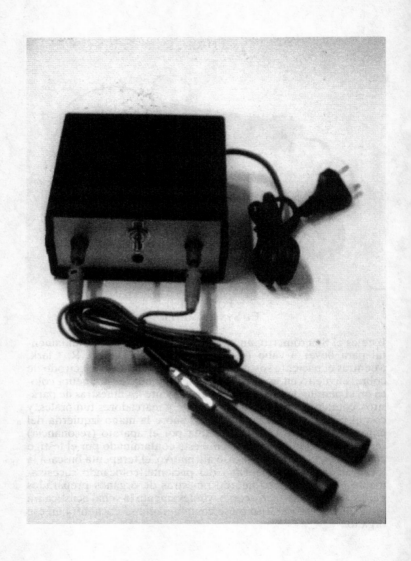

218

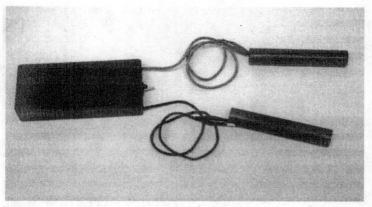

FOTOS Nº 2 Y 3
EL ZAPPER

Es este otro elemento indispensable para el tratamiento del cáncer en la terapia de la Dra. Clark. Vemos aquí un aparato más grande, de uso en consulta, y uno más pequeño, que por sus dimensiones es muy apropiado para uso personal, ya que se puede llevar fácilmente en un bolsillo o en el bolso, y, al llevar una batería recargable, se puede utilizar en cualquier lugar, ya sea estando en casa o de viaje, o en lugares donde no es posible conectarse a la red eléctrica. El enfermo deberá sostener en sus manos los dos electrodos de cobre envueltos en una toallita mojada, cuidando de que no se toquen cuando esté funcionando.

El Zapper permite, por medio de sesiones constituidas por tres tandas de corrientes de 7 minutos cada una, interrumpidas por un descanso de 20 minutos, matar buena parte de los parásitos que infestan a las personas, y el número de veces que habrá que hacer las sesiones estará condicionado por la gravedad del estado del enfermo.

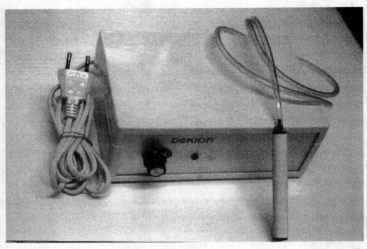

FOTO N° 4
EL OZONIZADOR

El Ozonizador es otro de los elementos del tratamiento de la Dra. Clark, y sirve para ozonizar el agua que se bebe, o el aceite que se utiliza tanto para aliñar los alimentos como para tomarlo a razón de una cucharada diaria en los casos de los *Ascaris*, los *Echinococcus*, y de sus huevecillos rebeldes. También se puede utilizar para esterilizar las ensaladas que se van a consumir crudas, ya que el simple lavado con agua corriente puede no ser suficiente, y un enfermo grave no está para correr riesgos. Para ello se dota el Ozonizador con un difusor de cerámica (de los utilizados en las peceras) y se sumerge en el aceite o en el agua durante unos veinte minutos. El agua para beber y el aceite se conservarán en la nevera, ya que el frío ayudará a mantener el ozono en su sitio.

220

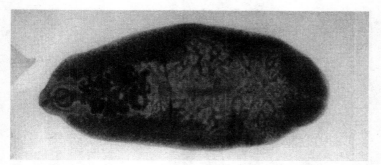

FOTO N° 5

Este que vemos es el *Fascilocopsis buskii* adulto, quizá el parásito más peligroso que se conozca, y lo es en la medida en que no lo conocemos y que se piensa que no ataca a los humanos. El parásito adulto, además de todas sus fases, en combinación con el alcohol isopropílico, es el causante del cáncer y de otras enfermedades degenerativas, según los estudios de la Dra. Hulda R. Clark.

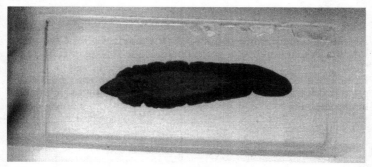

FOTO N° 6

Esta es una *Fasciola hepatica*, de la misma familia que el *Fasciolopsis buskii*. También éste es un parásito con forma de hoja, tiene las mismas fases que el anterior, y nos viene de comer cordero poco hecho. No ha de ser necesariamente hígado lo que comamos, ya que, como hemos visto, para los parásitos no hay barreras, y se trata esencialmente de una cuestión de higiene: higiene de nuestras manos, higiene al cocinar, pero también y sobre todo higiene en los mataderos y en el transporte de la carne.

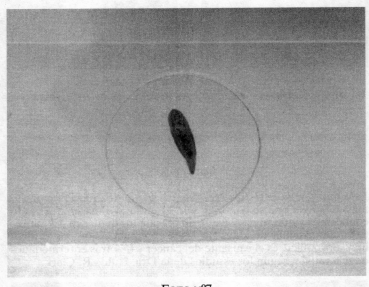

FOTO N°7

Aquí tenemos el primo pequeño de los anteriores, el *Clonorchis sinensis*. Por su nombre se podría pensar que sólo se encuentra en China, pero en realidad lo podemos encontrar en cualquier parte. Es un parásito que infecta el hígado de las personas y puede llegar a producir hiperplasia del epitelio biliar, colangitis, ictericia y hepatomegalia.

Índice